바이오테크놀로지와 생명윤리

바이오테크놀로지와 생명윤리

초판1쇄 발행 2008년 3월 5일
개정1판1쇄 발행 2013년 2월 18일
개정1판2쇄 발행 2015년 2월 13일
개정1판4쇄 발행 2026년 1월 28일

지은이 유민 | **펴낸곳** 계명대학교출판부 | **펴낸이** 신일희
출판등록 제347-1998-1호 (1970. 9. 1)

주소 대구광역시 달서구 달구벌대로 1095
전화 053) 580-6233 | FAX 053) 580-6235

ISBN 978-89-7585-398-2 03470

· 값 10,000원
· 잘못 만들어진 책은 교환해 드립니다.

계명교양총서

46

바이오테크놀로지와 생명윤리

유 민

계명대학교 출판부

저자 서문

사람이 동물과 구별되는 가장 큰 이유는 '어제'와 '오늘'을 구별할 줄 아는 능력이 있기 때문이다. 사람만이 시간의 개념을 가지고 있으며 이 개념 때문에 오늘은 어제와 어떻게 다른지를 이야기할 수 있는 것이다. 그럼으로써 지나온 과거를 거울삼아 오늘을 수정하고 보다 나은 내일을 위해 새로운 가치관을 형성해 나갈 수 있으며, 이것이 바로 올바른 '윤리의식'의 밑거름이 되는 것이다. 특별히 인류의 생존을 놓고 다루는 '생명윤리(Bioethics)'는 그 중요성에서 더욱 신중한 접근을 요구하고 있다.

문제는 각 사람마다 또 각 시대마다 통용되는 윤리관이 조금씩 다르다는 것이다. 인간은 실용적 동물이기 때문에 필요에 따라 자기의 고집하는 바를 쉽게 뒤집기 때문이다. 그럼에도 불구하고 우리 마음 속 깊은 곳에는 "인류의 보다 나은 내일을 위하여"라는 가치관이 자연스럽게 자리하고 있고 이 근본 사상은 절대로 변화할 수 없는 것이다. 그렇다면 어지러울 정도로 빨리 발전하는 생명과학 시대에, 그리고 젊은 대학생들의 올바른 가치관이 절실한 이 시점에, 우리는 과연 무엇을 가르치고 배워야 하는 것일까? 바이오테크(Biotech), 또는 바이오테크놀로지(Biotechnology)라 불리우는 21세기에 걸맞는 생명윤리관을 지닌 인재들을 양성하기 위해 대학에서 제공해야 하는 지식들은 어떤 것일까?

시대가 바뀌고 과학 문명이 발전하면 그에 맞추어 의식도 함께 발전해야 한다. 특히 생명과학이 급속도로 발전한 오늘, 과

거의 가치관과 윤리의식을 그대로 실생활에 적용할 수 없다는 것은 우리 모두의 공통된 의견이다. 우리는 역사 속에서 한 사람의 잘못된 가치관이 인류 전체에 어떤 불행을 가져올 수 있는 지 여러 번 경험하였다. 뿐만 아니라 차세대 연료를 개발하기 위해 선하게 시작된 연구가 끝내는 원자폭탄 같은 무서운 무기의 개발로 이어지는 경험도 하였다. 생명과학이 조심스럽게 논의되어야 하는 이유가 바로 여기에 있다. 생명과학의 대표 기술인 '바이오테크놀로지'는 그 응용 방향에 따라 원자폭탄보다도 무서운 결과를 초래할 수 있기 때문이다. 바이오테크놀로지는 인류의 유전자 프로그램을 송두리째 바꾸어 생명 그 자체를 조작할 수 있고 심지어는 인류의 존엄성, 개성, 고귀함까지도 완전히 변화시킬 수 있기 때문이다.

이렇듯 인류가 아직껏 경험하지 못한 엄청난 학문인 바이오테크놀로지에 대해 젊은 세대가 올바른 가치관과 윤리의식을 형성할 수 있도록 일찍부터 교육하는 것은 개인적으로나 국가적으로 대단히 중요한 문제가 아닐 수 없다.

그렇다면 바이오테크놀로지는 과연 무엇인가? 바이오테크와 생명과학의 관계는? 바이오테크 기술로 우리는 무엇을 할 수 있을까? 바이오테크는 정말 무분별한 것인가? 생명복제는 가능한가? 인류는 복제를 통해 영생할 수 있는가? 21세기 초에는 암도 정복될 것인가? 인간복제의 원리는 무엇인가? 장기복제는 어떻게 하는가? 줄기세포란 무엇인가? 등등 지금도 끊임없이 뉴스나 언론매체를 통해 접하는 이런 문제들은 앞으로 좋든 싫든 우리에게 더욱 가까운 이슈들이 될 것이 분명하다. 그리고 이런 논의들은 바이오테크놀로지가 인류를 병과 죽음에서 구원할 최첨단 학문인지, 아니면 인류를 자멸시키기에 충분한 해로운 과학인지에 대해 지속적인 관찰을 필요로 할 것이다. 그럴 때 우리에게 필요한 자세가 바로 올바른 '가치관'과 '생명윤리의식'이다.

바이오테크놀로지는 이미 대중화 단계에 들어섰다. 의학, 약학, 임상병리학, 간호학, 식품과학, 컴퓨터공학, 우주산업, 심지어는 DNA 수사에 이르기까지 다양한 전공의 학생들이 접해야 하는 그런 학문이 되고 말았다. 그런 만큼 생명윤리에 대한 문제는 더 이상 몇몇 사람의 순간적 판단이나 미사여구로 해결될 수 있는 문제가 절대 아니다. 정확하게 바이오테크놀로지를 이해하고 고전적 윤리와의 상충된 문제를 짚으면서 새로운 현대윤리에 대한 적극적 개발이 있어야 할 것이다.

인간게놈프로젝트(Human genome project)가 완성되었고 생명복제에 대한 본격적인 논쟁이 시작되었으며 심지어는 인간복제 가능성에 대한 논의로까지 진전되었지만 아직도 우리의 윤리의식은 과거에 머물러 있는 경향이 짙다. 이제는 인류의 미래를 과학자들의 양심과 양식에만 맡기기에 너무도 시대가 급변하고 있다는 생각이다. 이미 소화하기에 넘칠 정도로 무수히 많은 바이오테크 개념들이 쏟아져 나왔기에 가치관과 생명윤리의 문제를 첨단화하지 않으면 미래사회에서 생명 그 자체가 가지는 의미는 쇠퇴할 수밖에 없을 것이다.

본 교재는 이처럼 과학문명이 극도로 발달한 시대를 살아가는 대학생들에게 바이오테크놀로지에 대해 올바른 지식을 부여하고 어떻게 대처해야 하는지를 가르치기 위한 교양지침서이다. 교재를 통해 학생들은 바이오테크놀로지의 기본 개념과 유전자 검사 등 다양한 이슈들을 교양 과학적 차원에서 공부할 것이다. 그리고 각 주제별로 장점과 문제점들을 논의하면서 자연스럽게 21세기를 책임질 젊은이로서의 올바른 가치관과 윤리의식을 고취시켜 나가게 될 것이다.

2012년 겨울 올렌탄지 강변에서
유 민

목차

그림목차

제1장

바이오테크놀로지와 생명과학

21세기 문턱에 들어서자마자 온갖 대중매체들이 금세기를 "생명과학의 시대"라고 떠들고 있다. 심지어는 생명과학이 디지털공학과 함께 미래과학이며 최첨단과학이라고까지 평가되고 있다. 비록 전문가가 아니더라도 줄기세포니 생명복제니 하는 어려운 용어들에 우리는 이미 친숙해졌고 TV와 인터넷에서는 특정 과학자의 비리와 논문조작이 연일 방송되고 있을 정도이다. 그러다보니 근본으로 돌아가 이제 우리 모두가 궁금해질 수밖에 없는 문제가 "과연 생명과학이란 무엇인가?"라는 것이다. 생명과학이 도대체 '나'와 무슨 관련이 있는가? 우리 생활에 얼마나 큰 영향을 미치기에 이 시대의 중요한 키워드로 자리잡고 있는 것일까? 그리고 생명과학과 바이오테크놀로지는 어떻게 다른가? 간단히 말해 생명과학과 바이오테크놀로지는 같은 용어라고 생각해도 좋다. 굳이 구별한다면 생명과학이 조금 더 학문적인 표현인 반면 바이오테크놀로지는 기술적인 면을 강조하고 있을 뿐이다. 그러다보니 바이오테크놀로지는 유전자재조합 기술이 급속도로 발달한 20세기 이후의 생명과학을 대변하는 용어가 되어 버렸다. 어떤 사람들은 바이오테크놀로지를 줄여서 간단히 바이오테크(biotech)라고도 한다. 이들은 모두 "생명현상의 원리와 기능을 밝히고 그 성과를 인류복지를 위해 응용하는 종합과학"이다. 생명체, 그 중에서도 우리 인간의 본질을 체계적으로 이해하여 생명의 기원을 밝히고 건강한 삶을 보장하려는 미래과학이라고 할 수 있다.

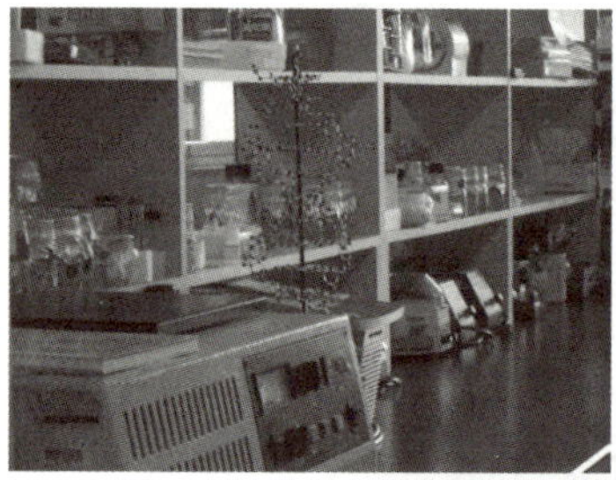

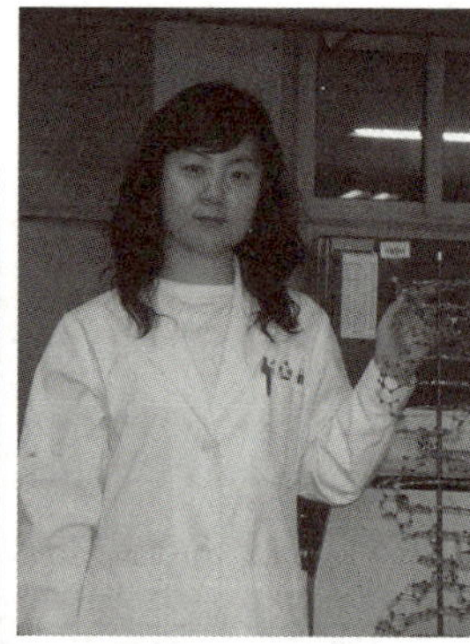

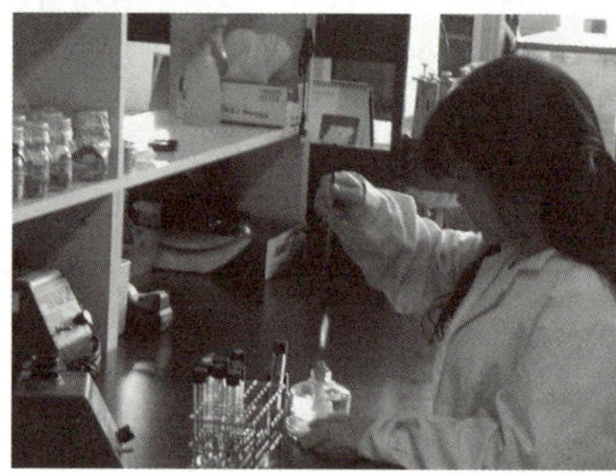

그림 1-1. 바이오테크놀로지 실험실 모습 ▲
그림 1-2. 바이오테크놀로지 연구자 ▶
그림 1-3. 바이오테크놀로지 실험 장면 ▶

사실 생명과학은 인류가 이 세상에 출현하던 그때부터 함께 시작되었다고 할 수 있다. 그만큼 역사가 오래되었다는 이야기이다. 인간은 먹고 살기 위해 농작물을 재배하기 시작하였고 그러면서 먹을 수 있는 것과 먹지 못하는 것을 구별하는 지혜가 점차 발달하였다. 농작물을 재배할 때에는 특별한 것만을 따로 재배하는 기술을 습득하였으며 보다 효과적인 농경을 위해 가축을 길들였고 더 우수한 품종을 만들기 위해 육종학[1]을 탄생시켰다. 물론 초기의 사람들은 왜 콩 심은 데에서 콩만 나오는지, 소는 왜 소끼리만 교배가 가능한지 그 이유를 전혀 알지 못하였다. 그러나 자연스럽게 인류에게 필요한 방향으로 그리고 유리한 방향으로 자연세계를 변형하고 길들여갔던 것이다.

이후 문명이 점차 발달하면서 사람이 어디에서 비롯되었는지 또 어떻게 만들어지며 자손은 왜 그 부모를 닮는지 등 정체성에 대한 호기심이 팽창되어 갔다. 즉, 단순히 먹고 사는 문제를 벗어나 보다 근본적인 문제에 봉착한 것이다. 이에 대한 해답은 수백 년에 걸쳐 선배 과학자들의 역사적인 연구와 발명들이 이어지면서 점차 그 베일이 벗겨지게 되었다.

첫 번째 발명은 현미경이다. 1680년경 리벤후크(Leewenhoek)가 처음 사용한 현미경은 거의 돋보기 수준에 불과했지만 눈에 보이지 않는 또 다른 세상이 있다는 것을 알려준 획기적인 발명이었다.

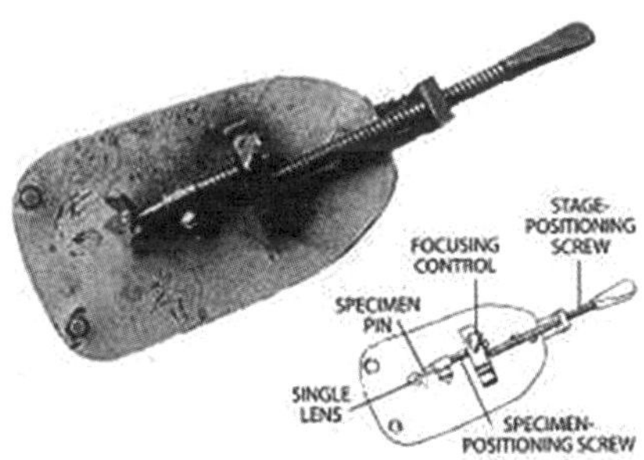

그림 1-4. 리벤후크가 사용했던 현미경

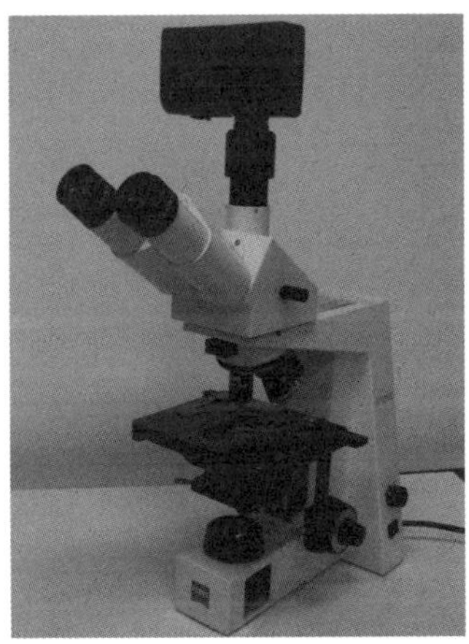

그림 1-5. 오늘날 우리가 사용하는 현미경

현미경을 이용해 사람들은 남자의 정액(semen)에서 작은 벌레들이 헤엄쳐 다니는 것을 발견하였고 여성의 난소에서 난자들을 발견하였는데 이것은 생명창조에 있어서 남자와 여자의 구분된 역할을 처음으로 밝혀낸 관찰이었다. 처음에는 그 결과를 잘못 해석해 아주 작은 사람(miniature human)이 정충의 머리에 또는 난자 속에 들어 앉아 있다고 오해하였다. 이것이 바로 전성설(preformation theory)[2]로서 미리 만들어진 작은 사람이 정자나 난자에 들어 있다가 성행위를 통해 자극을 받으면 계속 커져서 아기가 된다는 '정원설'과 '난원설'이다. 이후 이 잘못된 해석이 고쳐지는 데는 무려 200여년이나 필요했고, 정자와 난자가 결합해서 수정란이 된 후 이 수정란이 계속 세포분열해 그 결과로 아기가 탄생한다는 오늘날 후성설(epigenesis)[3]의 개념은 1900년대 초에 와서야 비로소 인정받았다.

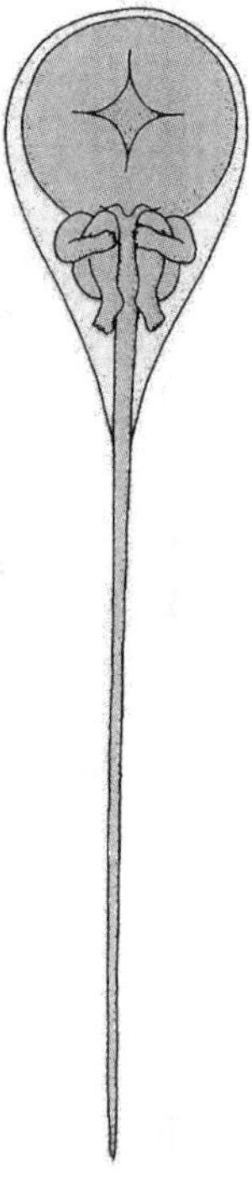

그림 1-6. 정원설

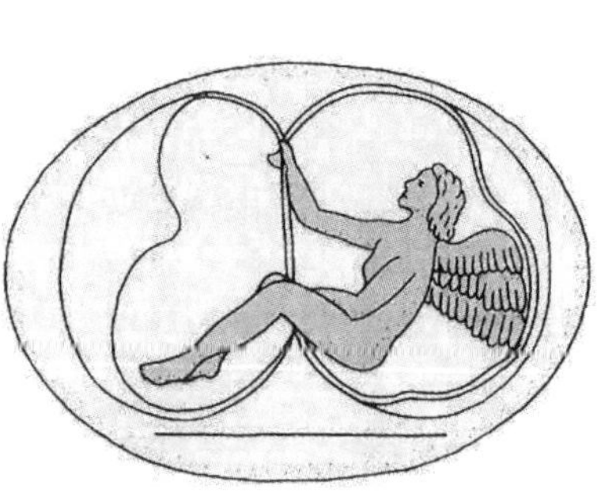

그림 1-7. 난원설

이때부터 본격적으로 생명의 기원과 사람이 어떻게 만들어지는지를 밝히기 위한 '발생' 연구가 체계적으로 시작되었고 이것은 오늘날 복제양 돌리(Dolly)의 탄생과 줄기세포를 이용한 난치병 치료를 가능하게 한 '발생공학(embryonic engineering)'으로 이어지게 되었다.

한편 1865년 멘델(Mendel)[4]은 완두콩을 이용한 잡종교배실험에서 유전의 법칙을 처음 밝혀내었다. 멘델의 업적을 높이 평가하는 이유는 '유전의 원리'를 처음 밝혀내었기 때문이기도 하지만 인간이 조작할 수 있는 유전물질의 존재를 알렸고 그 물질을 조작하면 유전을 인위적이고 체계적으로 바꿀 수 있다는 것을 보여주었기 때문이다. 멘델의 개념은 결국 1953년 왓슨(Watson)과 크릭(Crick)이 DNA의 이중나선구조(double helix)를 밝혀내는 데로 이어졌고 소위 '유전공학(genetic engineering)'을 탄생시켰다. 이렇게 발전한 '발생공학'과 '유전공학'은 1978년에 유전자재조합으로 당뇨병 치료제인 인슐린(insulin)을 대장균에서 대량생산할 수 있게 되면서 비약적으로 발전하게 되었고 오늘날 '바이오테크놀로지'라는 공식명칭을 탄생시켰다.

바이오테크놀로지는 지구상 모든 생명체에 대한 존엄성을 그 바탕에 두고 있다. 궁극적인 목표는 물론 인간의 생명을 연장시키고 삶의 질을 향상시키는 것이다. 또한 단순히 자연과학 영역에 머무르지 않고 다른 학문과의 연계를 통해 새로운 이론을 지속적으로 창출하고 신기술 개발에 따른 윤리와 도덕적인 측면까지도 함께 생각하는 첨단학문이다.

1 인간에게 유용한 동식물 종자만을 특별히 따로 구분해내는 기술. 종자를 단순히 유지할 뿐만 아니라 우리가 필요로 하는 기능을 선별해내어 더욱 증진시키는 기술.

2 개체가 발생할 때 전체적인 형태와 구조가 처음부터 미리 존재하고

있다가 그것이 자극을 받으면 점차 분명한 형태로 발전해 나간다는 학설. 후성설과 대응되는 개념이다. 현미경이 처음 개발되던 당시에 미세한 윤곽을 볼 수 있게 되자 생명의 신비를 풀어줄 확고한 학설로 인정되어 17세기 및 18세기에 크게 유행하였다.

3 개체가 발생할 때 단순한 상태로부터 복잡한 구조로의 분화(differentiation)가 일어나 새로운 기관들이 조화롭게 생겨난다는 학설. 18세기 중엽에 Wolff가 닭의 초기발생을 관찰한 결과 내장기관들이 처음부터 존재하는 것이 아니고 세포가 분화하여 점차 형성된다고 주장하면서 시작되었다. 19세기에 이르러서는 전성설이 완전히 부정되었고 오늘날의 후성설을 받아들이게 되었다.

4 Gregor Mendel. 오스트리아의 승려. 유전이 신의 섭리에 따른 형이상학적 팔자소관이 아니라 우리가 조작할 수 있는 형이하학적 현상이라는 이론적 근거를 마련하였다. 멘델의 개념은 오늘날 유전공학을 가능하게 만들었고 바이오테크놀로지의 기반이 되었다.

● 바이오테크놀로지의 응용

앞에서 보았듯이 바이오테크놀로지는 인류의 더 나은 삶을 보장하기 위한 연구이다. 그렇기 때문에 다양한 학문에 발판을 두고 있으며 또 연구 결과 역시 아주 빠른 속도로 우리 생활 모든 구석구석에 응용되고 있다. 바이오테크놀로지의 뿌리는 앞서 말한 발생공학과 유전공학 외에도 분자생물학, 생화학, 생리학, 미생물학 등 다양하며 그 응용에 있어서도 의학, 보건, 농업, 제약, 식품, 환경, 법의학, 우주과학 등에까지 지대한 영향을 미치고 있다. 최근에는 바이오테크놀로지가 공학과 연계되면서 인공장기와 바이오센서[5]의 개발, 유전자치료 등 이루 헤아릴 수 없을 만큼의 다양성을 보이고 있다.

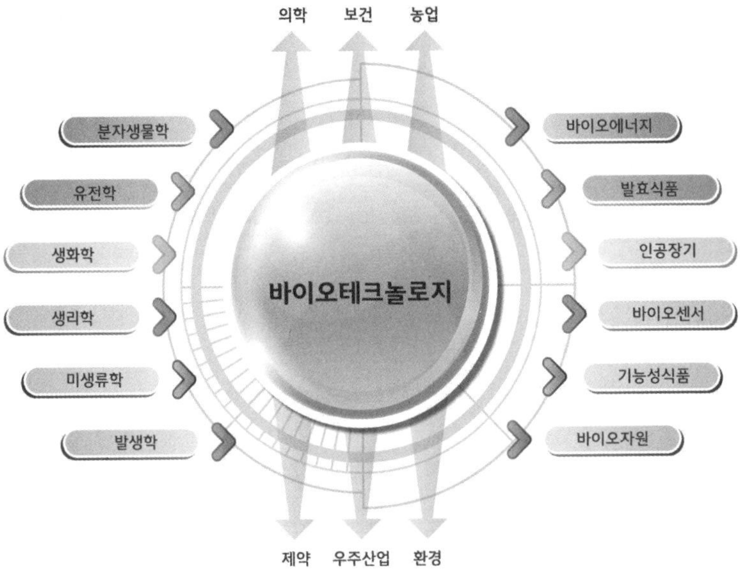

여기서 잠간 바이오테크놀로지가 다른 분야와 어떠한 연관성을 가지고 있으며 또 서로 어떻게 영향을 미치는 지에 대해 구체적으로 살펴보도록 하자.

5 biosensor. 생물체의 기능을 응용한 검출장치. 생물체의 식별력이나 정보 수용 능력을 물리화학적 기기에 첨가한 것이다. 예를 들어 실리콘 대신 시토크롬(cytochrome)같은 단백질을 이용해 산화와 환원에 관계된 분자를 정확히 식별하도록 만든 소자가 있다.

① 바이오테크놀로지와 식품

21세기에는 병충해에 강하고 수확률이 더 높은 새로운 품종들이 속속 개발될 전망이다. 식품가공에 이용할 수 있는 안전한 미생물도 새로 개발되어 건강보조제와 기능성식품들의 출시가 기대된다. 식품의 맛과 영양도 지금까지보다 한 차원 높게 조절될 전망이며 전 세계적으로 식량 부족의 걱정이 사라질 전망이다. 그럼에도 불구하고 유전자 변형식품(GMO, genetically modified object)에 대한 안전성 문제는 계속 사회적 문제가 될 것으로 보인다.

② 바이오테크놀로지와 환경

과학의 발전은 필연적으로 환경오염과 생태계 파괴를 수반하는 것으로 생각하기 쉽다. 물론 그동안 무분별한 발전과 잘못된 가치관으로 지구환경을 오염시킨 예도 많다. 앞으로는 공기 중의 납 성분을 제거해 공해를 줄여주는 가로수의 개발, 혈액을 분해하는 드라큘라 미생물을 이용한 병원폐기물 처리, 중금속 분해 미생물을 이용한 폐수 정화 등 환경정화를 위한 보다 적극적인 방법을 바이오테크놀로지가 제공할 것이다.

③ 바이오테크놀로지와 의료

인류 역사는 질병과의 전쟁으로 이어져왔다고 해도 과언이 아닐 것이다. 그만큼 인류는 수많은 질병들의 도전을 받았으며 그것을 잘 이겨내 왔다. 이제는 아예 사라진 천연두라든가 페스트 등이 좋은 예이다. 그러나 아직까지도 인류가 해결하지 못한 질병들이 남아있으며 오히려 새로운 난치병들이 속속 등장하고 있다. 신약의 개발, 새로운 항생물질의 탐색, 유전자치료법 개발 등 바이오테크놀로지는 아직 해결되지 못한 질병들로부터 인류를 구해내고 그만큼 무병장수할 수 있는 미래를 보장해 줄 것으로 기대되고 있다.

④ 바이오테크놀로지와 제약

20세기의 생명과학이 유전자재조합을 이용해 인슐린(당뇨병 치료제)이나 인터루킨(interleukin, 항암제) 같은 약품들을 보다 싸게 만드는데 주력하였다면 21세기의 바이오테크놀로지는 진일보하여 아예 인간게놈프로젝트를 통해 개인의 유전정보를 통째로 들여다보고 특정 질병이 발병할 확률을 예측하며, 예방법을 미리 찾아내고, 맞춤 의약품을 개발할 것으로 기대된다. 형질전환동물과 동물복제를 통해서 사람의 유전자를 가진 동물들이 만들어질 것이며 이들로부터 필요한 장기를 이식받을 수도 있게 될 전망이다.

⑤ 바이오테크놀로지와 범죄수사

유전자의 본질은 바로 DNA이며 각 사람마다 얼굴이 조금씩 다르듯이 DNA도 각기 조금씩 차이가 있다. 이러한 점을 이용하여 범죄현장에서 발견한 머리카락이나 혈흔 등의 세포에서 DNA를 추출해 범인을 가려낼 수 있을 것이다. 물론 이 방법은 이미 몇 년 전부터 사용되어 온 것이지만 앞으로는 그 정확도가 훨씬 높아질 전망이다. 화재현장에서 육안으로는 신원을 확인하기 힘든 사체의 DNA를 추출하여 신원 파악을 하고 친자확인을 하는 등 바이오테크놀로지는 각종 범죄수사와 사회문제 해결에 이미 많은 도움을 주고 있다.

⑥ 바이오테크놀로지와 농업

바이오테크놀로지를 통해 농업의 기술 향상도 꾀할 수 있다. 일례로 질소를 고정하는 박테리아에서 유전자를 분리해 식물에 넣으면 스스로 비료성분을 만들어 이용하는 형질전환식물을 만들 수 있다. 이런 식물은 따로 화학비료를 줄 필요가 없어서 재배가 쉽고 소득을 증대시키며 친환경적이라는 이점이 있다. 빙하에서 발견된 세균에서 추위에 강한 유전자를 분리해 벼에 넣으면 냉해에 저항성을 갖는 신품종을 개발할 수도 있다. 보리에 밤 유전자를 넣으면 보리 한 톨을 밤알만큼 크게 만들 수 있고 환경호르몬이나 농약으로부터 안전한 농산물 생산도 가능해질 것으로 본다. 채송화의 꽃잎을 빨강, 주황, 노랑, 초록, 파랑, 남색, 보라 등 무지개 색깔로 다양하게 변화시키는 등 원예산업에도 큰 변화를 가져올 전망이다.

⑦ 바이오테크놀로지와 산업화

바이오테크놀로지는 이제 단순한 학문에서 벗어나 산업에도 막대한 영향을 미치고 있다. 바이오테크놀로지로 탄생한 각종 산물, 의약품, 기술들은 바이오벤처(bio-venture)라는 이름으로 산업화되고 있다. 복제양 돌리를 만들어 낸 영국의 로슬린연구소(Roslin Institute)나 인간게놈프로젝트로 유명해진 셀레라지노믹스(Celera Genomics)는 이제 바이오벤처의 대명사로 자리잡고 있다. 우리나라에서도 바이오벤처 회사가 바이오테크놀로지의 영향을 받아 많이 설립되었고 중국과 일본 등 인접국과 특허경쟁을 벌이고 있다. 바이오벤처의 발전은 바이오비지니스(biobusiness)라는 신학문을 탄생시켰으며, 바이오벤처의 끊임없는 연구는 또다시 바이오테크놀로지의 발전을 유도하는 상호관계를 맺고 있다.

⑧ 바이오테크놀로지와 경제

바이오테크놀로지는 새롭게 부상한 학문임에도 불구하고 다른 어떤 분야 이상으로 국가 산업에 지대한 영향을 미치고 있다. 신약 개발, 고부가가치의 치료제와 항생물질 개발, 신품종 및 형질전환동물의 제조, 인공장기의 수급 등은 전 세계의 미래 경제를 뒤바꿀 정도로 그 가치를 인정받고 있다. 선진국에서는 21세기 고부가가치산업으로 바이오테크 분야를 육성하고 있으며, 국민복지와 건강증진뿐만 아니라 국가경쟁력 증대라는 목표로 막대한 투자를 아끼지 않는 등 소리 없는 전쟁을 치르고 있는 중이다.

제2장

바이오테크놀로지의 역사

제 1장에서 보았듯이 21세기는 첨단과학의 시대, 특히 바이오테크놀로지의 시대이다. 재미있는 것은 생물학의 역사가 거의 인류의 역사와 같을 정도로 오래 되었지만 굳이 바이오테크놀로지만의 역사를 따진다면 불과 100여년에 남짓하다는 것이다. 바이오테크놀로지의 기초가 유전공학에 있고, 유전공학의 기본은 멘델의 유전법칙에 있기 때문에 그 유전법칙이 세상 사람들에게서 공식적으로 인정받은 1900년이 바로 바이오테크놀로지의 원년이다. '유전학(genetics)'이란 용어도 1905년에야 비로서 베이트슨(Bateson)에 의해 소개되었다. 놀라운 것은 겨우 1세기 동안에 바이오테크놀로지가 얼마나 많은 발전을 이루었으며 우리 생활에 지대한 영향을 미치고 있는가 하는 점이다. 그동안 관련분야에서 노벨상을 받은 사람만도 무려 20여명에 달한다. 바이오테크놀로지의 발달과정을 주요 사건별로 나누어 자세히 살펴보도록 한다.

● 멘델(Gregor Mendel)

우리는 흔히 1866년에 멘델이 유전법칙을 처음 발표하자마자 온 세상이 떠들썩하게 받아들였을 거라고 착각을 한다. 그만큼 대단한 변혁을 일으킨 연구발표인데다가 오늘날 유전공학과 바이오테크놀로지가 있게끔 한 이론적 근거이기 때문이다. 그러나 멘델이 살던 시대는 모든 것을 하나님의 창조와 섭리에 의존하던 때였다. 때문에 유전현상을 인간이 조절할 수 있다는 멘델의 이론은 당연히 당시 사람들에게 비현실적이며 받아들이기 힘든 것이었다. 멘델은 그만큼 시대를 앞서가고 있었던 것이다. 멘델은 살아있을 당시에는 전혀 인정을 받지 못하다가 1884년에 쓸쓸히 수도원에서 인생을 마감하였다. 과학계에서는 이처럼 시대를 앞선 과학자가 생전에 인정받지 못하는 경우가 비교적 흔한 편이다.

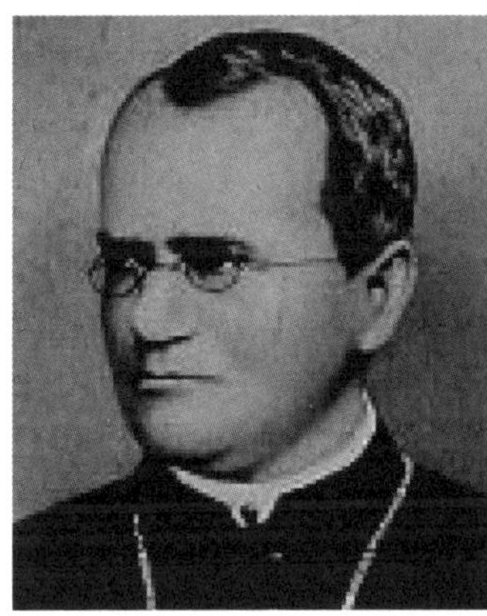

2-1. 멘델

멘델은 콩을 가지고 교배실험을 하였고 그 결과를 두 가지 법칙으로 요약하였다. '우성과 열성의 법칙', 그리고 '독립유전의 법칙' 이다. 세상에는 음양이 있듯이 유전자도 반드시 한 쌍으로 존재한다는 것이 멘델의 사고였다.

예를 들어 눈 색깔을 결정하는 유전자도 한 쌍인데 하나는 갈색을, 또 하나는 파란색을 지정하도록 명령한다는 것이다. 갈색 눈과 파란 눈이 결혼을 하면 자손은 반드시 갈색 눈으로 태어나기 때문에 갈색을 '우성(dominant)'이라 하고, 파란 눈은 '열성(recessive)'이라 한다. 열성은 열성끼리 결혼을 해야 다음 세대에 나타날 수 있다. 이처럼 우성과 열성의 한 쌍으로 존재하는 유전자들을 대립유전자(allele)[6]라고 부른다. 사람의 몸은 약 30,000여 가지 형질이 모여서 된 것인데(눈 색깔, 얼굴 형태, 팔의 길이, 키, 머리색 등등) 각각의 형질은 각각 대립유전자 한 쌍에 의해 결정된다.

독립유전의 법칙은 서로 다른 대립형질끼리는 간섭하지 않는다는 것이다. 말하자면 눈 색깔과 키는 서로 무관하다는 것이다. 눈이 파랗다고 키가 큰 것도 아니고, 갈색 눈이 반드시 키가 작은 것도 아니라는 것이다. 독립유전의 법칙은 어떻게 해서 이 세상에 그렇게 많고 다양한 사람들이 존재하는가를 설명해주기 때문에, 즉 유전적 다양성이 어떻게 가능한가를 설명해주기 때문에 아주 중요한 법칙이다. 유전적 다양성은 어떤 종(species)이 변화하는 환경에 적응할 수 있도록 해주는 원동력이다. 유전적으로 모든 개체가 동일하다면 환경 조건이 나빠졌을 때 순식간에 멸종되겠지만 유전적으로 다양하면 그 중 일부가 살아남아서 다시 번성할 수 있기 때문이다.

멘델은 비록 살아서는 업적을 인정받지 못하였지만 유전현상을 인위적인 실험을 통해 이해하려 했다는 것만으로도 대단하다 할 수 있다. 멘델 역시 연구결과를 세상에 알리고 싶어 했고 논문을 당시 최고의 식물학자였던 인스브룩 대학교(Innsbruck University)의 커너(Kerner) 박사에게 보냈던 것으로 전해진다. 그러나 커너 박사마저 간과해 버릴 정도로 멘델의 사고는 시대를 너무 앞서 갔던 것이다. 커너 박사가 논문을 세밀하게 읽고 그 가치를 인정만 했더라도 그만큼 바이오테크놀로지의 발달이 더 빠를 수 있었을 거라는 점을 생각하면 안타까운 일이 아닐 수 없다.

멘델의 법칙은 그가 죽은 지 16년만인 1900년에 와서야 네덜란드의 드브리스(de Vries), 독일의 코렌스(Correns), 오스트리아의 체르마크(Tschermak) 등에 의해 재발견되었다. 사람은 누구나 새로운 발견에 자기 이름을 붙이고 싶은 욕심이 있기에 이들도 자기 이름을 남기고 싶었겠지만 오히려 죽은 멘델에게 그 모든 공로를 되돌려준 것은 과학자만이 보일 수 있는 진정한 용기이다. 1900년을 바이오테크놀로지의 원년으로 보는 이유가 바로 멘델의 법칙이 재발견된 해이기 때문이다.

비록 멘델의 법칙이 모든 유전현상을 설명하지는 못했더라도 유전현상에 대한 이해를 신의 영역에서 인간의 영역으로 가져와 유전자재조합의 가능성을 시사한 과학사에 길이 남는 훌륭한 연구라는 데에는 반문의 여지가 없다.

6 유전자인 DNA는 염색체라는 막대에 감겨 있다. 그리고 염색체는 동일한 두 개가 한 쌍을 이루고 있다. 이렇게 서로 같은 두 개의 염색체를 상동염색체라고 부른다. 예를 들어 사람은 염색체가 46개인데 2개씩 서로 같기 때문에 총 22쌍과 2개의 성염색체(남자는 XY, 여자는 XX)로 되어 있다.

● 유전자와 DNA

앞에서 말했듯이 멘델의 법칙은 1900년에야 비로서 세상에 알려지게 되었다. 그동안 불가사의했던 유전현상을 예측 가능하고 인위적으로 조작할 수 있다는 것을 확실하게 재확인한 셈이다. 또 다른 말로는 유전현상이 더 이상 추상적 개념이 아니고 어떤 물리적 실체가 세포 안에 있어 그것이 부모에게서 자손대로 물려지는 현상임을 뜻하는 것이다. 결국 이 물리적 실체가 무엇인지를 밝힐 수만 있다면 생명의 신비에 도전할 수 있을 것이고 조작도 가능하다는 생각에 다다르게 된다. 1909년에 요한슨(Johannsen)은 이 물리적 실체를 '유전자(gene)'라 명명하였다.

그러나 유전자 이론에 다소 이의를 제기한 사람들이 있었으니 그들은 바로 동물학자들이었다. 멘델의 실험은 식물(콩)에서 실시된 것이기 때문에 그보다 훨씬 진화된 동물에서는 동일한 법칙이 적용될 수 없다는 것이 이유였다. 결국 동물모델에서 다시 실험할 필요가 있었고, 1903년 콜롬비아 대학의 모건(Morgan)이 초파리(fruit fly, Drosophila melanogaster)에다 멘델의 법칙을 재적용하는데 성공하였다. 초파리는 동물이면서도 수명이 2주 밖에 안돼서 세대교체가 빠르고, 덩치가 작아 유전실험에 용이한 것이 장점이었다. 이때의 연구를 바탕으로 모건은 초파리의 유전자지도(genetic map)[7]를 작성하였고 이 기술과 업적을 인정받아 1933년에 노벨상을 받았다. 이것이 유전자 연구로서는 최초의 노벨상이다. 모건의 유전자지도 기술은 오늘날 인간게놈프로젝트(human genome project)에서 사람의 유전자지도를 작성하는 결정적 테크닉이 되었다.

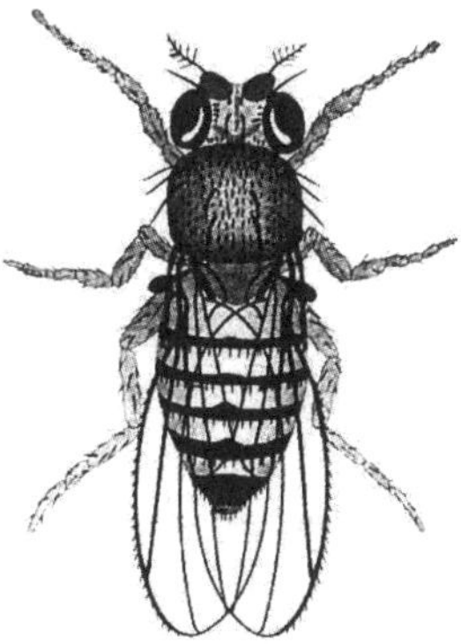

2-2. 초파리

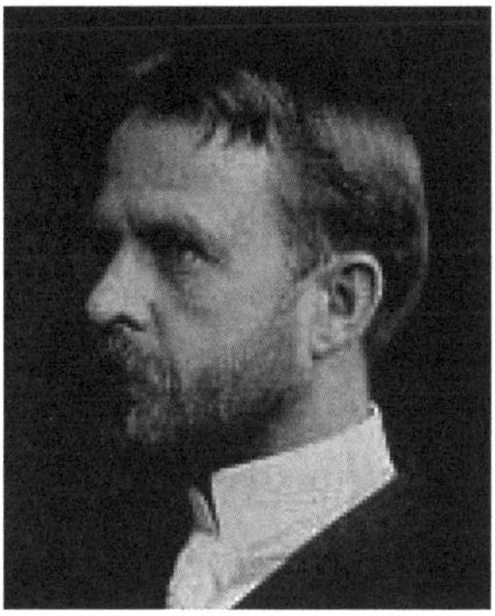

2-3. 모건

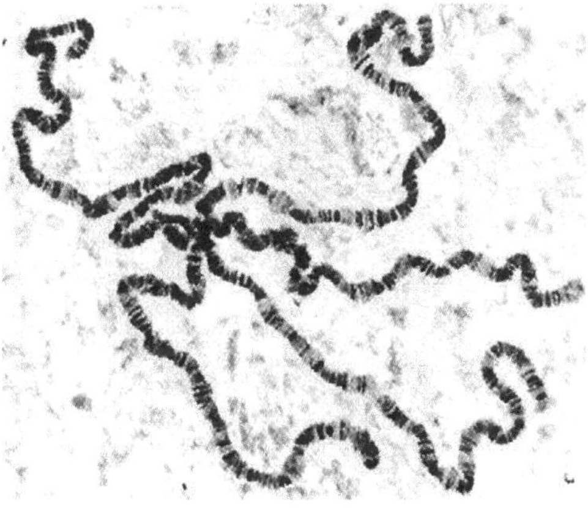

2-4. 전자현미경으로 관찰한 초파리 염색체

모건의 연구는 유전의 법칙이 식물뿐 아니라 동물에서도 적용된다는 것을 밝혀냈다는 점에서 중요한 의미를 갖는다. 즉, 유전자가 식물뿐 아니라 동물에도 공통적으로 있다는 것이다. 확대하여 말하면 동물과 식물의 유전자를 서로 재조합할 수 있음을 시사하는 것이다. 멘델의 법칙이 동물에도 공히 적용된다는 이 발표는 다시 한 번 델부리크(Delbrück)와 같은 미생물학자들의 관심을 끌었다. 델부리크는 세균에 기생하는 바이러스, 즉 박테리오파아지(bacteriophage)[8]의 생활사를 연구함으로써 미생물에서도 멘델의 법칙이 공히 통한다는 것을 밝혀내었다. 결국 모든 생물체에 유전자가 들어있으며 그 유전자를 재조합하면 새로운 생명체를 탄생시킬 수 있다는 이론적 근거가 마련된 셈이다. 델부리크 역시 나중에 노벨상을 수상한 것은 지극히 당연한 일이다.

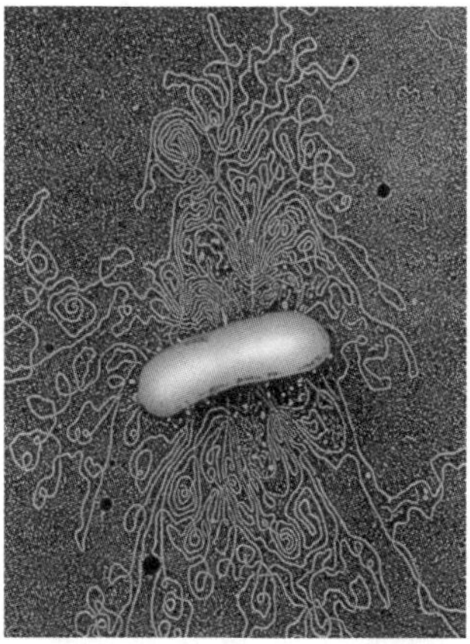

2-5. 세균(박테리아)

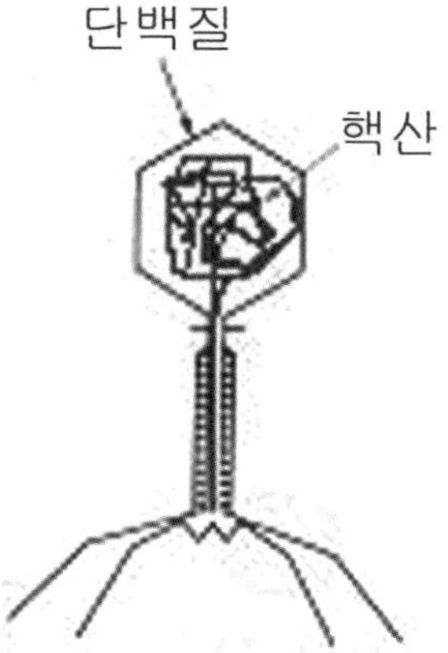

2-6. 박테리오파아지

그러면 과연 유전자의 화학적 실체는 무엇일까? 세포를 들여다보면 그 안에 단백질, 지질, 탄수화물, 비타민, 물, DNA 등 여러 화학물질이 존재하는데 이중 어느 것이 진짜 유전물질일까? 이에 대해서는 노다시 30여년에 걸친 많은 연구가 필요했고 결국 1944년에 미국에서 에이브리(Avery)가 유전자는 DNA라는 사실을 밝혀내었다. 그러나 불행하게도 에이브리 역시 멘델처럼 업적을 제대로 인정받지 못했다. 왜냐하면 제 2차 세계대전이 한창이었기에 전 세계가 유전자가 무엇으로 되어 있는지에 귀 기울이기보다는 사느냐 죽느냐하는 실질적인 문제가 더 급했기 때문이다. 에이브리가 이렇게 뛰어난 업적을 쌓았음에도 불구하고 노벨상위원회에서는 그 중요성을 미처 알아차리지 못했다. 에이브리에게 노벨상이 주어지지 않은 것이다. 당시 위원회의 잘못된 결정은 지금까지도 두고두고 과학계의 비난을 받고 있다.

이제 사람들은 유전물질이 DNA라는 것을 알게 되었다. 유전공학이나 유전자재조합은 결국 DNA의 재조합을 의미하는 것이다. 사람들은 여기서 한걸음 더 나아가 DNA의 구체적인 구조를 알고 싶어 했다. 구조만 정확히 알면 마음대로 자르고 붙여 새로운 생명체를 창조할 수 있기 때문이다. 결국 1953년 4월 25일, 왓슨(Watson)과 크릭(Crick)이 영국 과학잡지 '네이처(Nature)'에 "DNA는 이중나선구조(double helix)"라는 128줄짜리 짧은 논문을 발표하였고 이것으로 DNA의 구조를 밝히기 위한 과학자들의 소리 없는 전쟁이 종지부를 찍게 되었다. 그리고 동시에 이것이 현대 바이오테크놀로지의 시작점이 되었다.

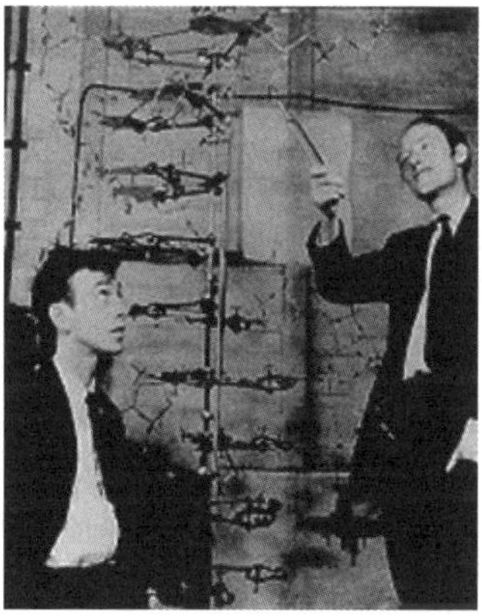

2-7. 왓슨과 크릭

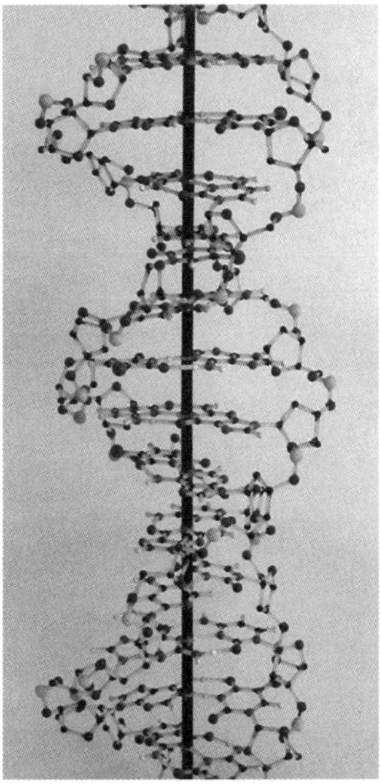

2-8. DNA의 이중나선구조

에피소드 같지만 왓슨과 크릭의 성공 뒤에는 이들에 못지않은 업적을 세웠음에도 불구하고 영광의 자리를 내어주고 만 과학자가 두 명 있었다. 미국의 샤가프(Chargaff)와 영국의 프랭클린(Franklin)이 그들이다. 샤가프는 DNA가 두 줄(double)이라는 점을 일 년 먼저 알았지만 발표를 서두르지 않았고, 프랭클린 역시 DNA가 나선(helix)이라는 것을 미리 알면서도 지도교수인 윌킨스(Wilkins)와의 불화 때문에 발표를 미루고 있었다. 결국 이 두 가지 결과를 참고하여 DNA의 '이중나선구조'를 먼저 발표한 왓슨과 크릭이 영광을 안게 된 것이다. 나중에 샤가프는 화가 나서 왓슨과 크릭을 비열한 도둑놈이라 욕하였고, 프랭클린은 이때 얻은 홧병으로 나중에 암에 걸려 죽고 말았다. 왓슨이 당시 킹스대학(King's college)에 있던 프랭클린을 찾아갔을 때 덩치가 훨씬 큰 프랭클린에게 뺨을 얻어맞을 뻔했던 것은 아주 유명한 일화이다.

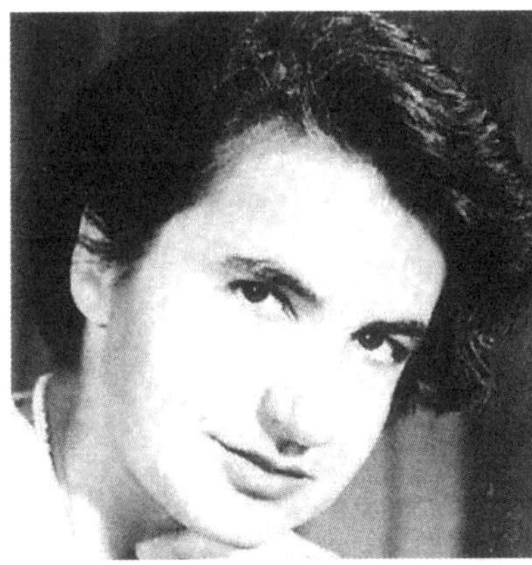

2-9. 프랭클린

과학사에서는 보통 성공한 사람들의 이야기만을 다루지만 그 성공을 위해서는 훨씬 더 많은 알려지지 않은 사람들의 헌신적인 노력이 숨어있다는 사실을 우리는 잊지 말아야 할 것이다. 이 때문에 과학자들은 때로 데이터를 조작하고 싶은 욕구에 휘말리지만 이것 역시 절대로 그래서는 안 될 것이다.

아이러니칼하게도 왓슨과 크릭은 나중에 프랭클린의 지도교수였던 윌킨스와 공동연구를 계속하였고 윌킨스 역시 DNA 이중나선구조를 밝힌 공로를 함께 인정받아 1962년에 공동으로 노벨상을 수상하였다.

7 염색체 위에 놓여 있는 유전자들의 상대적인 위치를 나타낸 지도를 말한다. 유전자를 정확하게 재조합하기 위해서는 유전자지도가 필수적이다.

8 세균에 기생하는 바이러스. 세균에 붙은 뒤 자기 유전자를 세균에 밀어 넣어 그 안에서 마구 번식을 한다. 즉, 세균을 자기 번식을 위한 공장으로 바꾸어 버리는 것이다. 박테리오파아지가 기생하면 세균은 결국 터져서 죽고 만다.

유전공학

과학자들의 관심은 이제 어떤 유전자를 어떻게 조합하여 인류에게 유용한 새로운 생명체를 만들어낼까, 그리고 어떻게 자르고 붙이는 것이 효율적일까 하는 방법을 개발하는 데에 집중되었다. DNA를 인위적으로 재조합하여 생명을 재창조하는 유전공학의 개념이 확립된 것이다. 이와 동시에 DNA를 자르고 붙이는 여러 종류의 효소들이 차례로 개발되었는데 각 효소별로 DNA의 일정한 부분만을 자르기 때문에 이들을 제한효소라 부른다. 대표적인 예로 EcoRI, HindIII 같은 것들이 있다. DNA를 붙이는 효소는 DNA ligase이다.

1977년에는 사람의 성장호르몬 유전자를 대장균에 재조합해 넣는데 성공하였고, 1982년에는 유전자재조합기술(recombinant DNA technology)로 만든 인슐린이 휴뮬린(Humulin)[9]이란 이름으로 생산, 시판되었다. 1983년에는 사람의 성장호르몬 유전자를 생쥐에 재조합하는데 성공하였고 그 결과 몸집이 3배나 커진 수퍼마우스(supermouse)가 탄생하였다. 1980년대는 또한 여러 가지 암유전자 및 선천성대사 이상에 관련된 유전자들이 분리된 시기이다. 그래서 간혹 이 시기를 인체유전학(human genetics)의 전성기라 부르기도 한다.

1980년대 후반에는 유전자검사를 통해 출생 전에 미리 선천성질환 여부를 진단(prenatal diagnosis)할 수 있게 되었고 기형 어린이의 출생을 예방할 수 있게 되었다. 1990년대 초에는 단순 진단과 예방 차원을 넘어 건강한 유전자를 직접 사람 몸에 재조합해 넣어주는 유전자치료법(gene therapy)이 시행되었다.

9 human insulin. 1978년, 사람의 인슐린 유전자를 대장균에 재조합해 넣어 대량생산해낸 인공 인슐린의 상호이다. 이로써 인슐린의 가격이 대폭 떨어져 당뇨병 치료가 손쉬워졌고 최초의 유전공학 성공 사례로 기록되게 되었다.

● 인간게놈프로젝트

1977년은 유전공학 기술이 급진전한 중요한 한해였다. 미국 하버드 대학의 맥삼(Maxam) 박사와 길버트(Gilbert) 박사, 그리고 영국의 생거(Sanger) 박사가 DNA의 알파벳 염기서열을 밝혀낼 수 있는 DNA 염기서열결정법(DNA sequencing)[10]을 개발하여 노벨상을 받았기 때문이다. 생거는 이미 단백질의 아미노산 서열을 밝히는 방법을 개발해 노벨상을 받은 적이 있기 때문에 이것이 생애 두 번째 노벨상이 되었다. 1984년에는 멀리스(Mullis)가 아주 미량의 DNA만 있어도 이를 육안으로 관찰할 수 있을 정도의 많은 양으로 증폭해내는 PCR(polymerase chain reaction)[11] 방법을 개발하였다. 이로써 각종 범죄 해결과 친자 확인이 가능해졌고, 실험실에서는 연구에 필요한 DNA를 대량 생산할 수 있게 되었다. 영화 쥬라기 공원에서 공룡의 DNA를 증폭해내는 기슬이 바로 이 PCR이다. DNA 염기서열결정법과 PCR, 이 두 가지 기술이 바로 인간게놈프로젝트를 가능하게 만든 기반 기술이다.

인간의 게놈을 통째로 밝혀내자는 의논은 1987년에 처음 시작되었다. 너무 많은 예산이 소요되고 당시의 기술로는 30년 이상의 시간이 필요하다는 우려 때문에 반대도 많았지만 왓슨과 길버트의 적극적인 지지가 큰 도움이 되었다. 이후에도 인간게놈프로젝트는 우여곡절을 겪었지만 기술이 급속도로 발전하면서 처음 예정보다 훨씬 앞선 2001년 2월 12일에 일차 완성본이 만들어지게 되었다(99% 완성본). 그리고 2003년에 최종본이 완성됨으로써 포스트게놈 시대가 열리게 되었다.

10 DNA의 유전암호는 A, C, G, T의 알파벳으로 되어있다. 이들의 순서가 곧 유전코드이기에 그 서열을 알아내는 것이 바이오테크놀로지의 키포인트이다. 맥삼과 길버트는 공동연구로, 생거는 독자적으로 서열을 읽는 방법을 개발하여 노벨상을 받았다. 지금은 자동화된 DNA sequencer가 개발되어있다

11 미량의 DNA를 육안으로 관찰 가능한 정도의 양으로 증폭하거나 전체 DNA에서 특정한 영역만을 증폭시키는 기술.

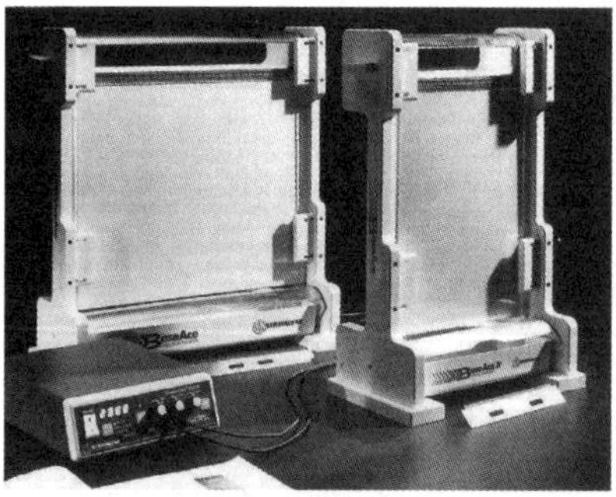

2-10. DNA sequencer

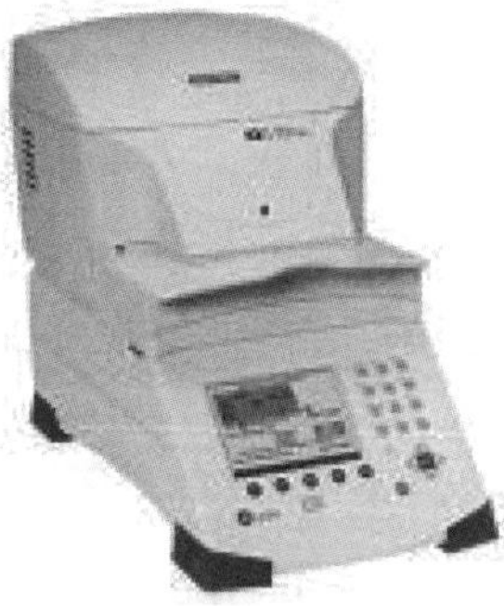

2-11. PCR 기기

생명복제

생명복제에 대한 관심은 일찍부터 시작되었다. 1952년에 개구리 배아에서 얻은 세포핵(nucleus)[12]을 다른 수정란의 핵과 바꿔치기하는 핵치환기술(nuclear transfer technique)이 처음 선보였고, 1970년대에는 이렇게 핵을 치환한 수정란을 올챙이까지 발생시키는데 성공하였다.

핵치환과는 조금 다르지만 1987년에 캐나다의 바이오사이언스(Bioscience) 회사는 난할[13] 중인 소의 수정란에서 각각의 할구[14]를 분리해 대리모에 이식하는 방법으로 여덟 마리의 일란성 쌍둥이를 탄생시켰다. 1993년에는 미국 조지워싱톤 대학교(George Washington) 제리 홀(Jerry Hall) 박사가 이 일란성 쌍둥이의 원리를 사람 배아에 적용하여 난할중인 수정란을 인위적으로 잘라 나누고 각각을 배양기에서 14일까지 키우는데 성공하였다. 14일까지만 실험한 이유는 생명윤리 규약에 따라 14일 이전까지는 생명체가 아닌 세포덩어리로 인정하지만 그 이후에는 생명체로 보기 때문이다. 제리 홀 박사가 복제인간을 만들려고 이런 실험을 한 것은 전혀 아니었다. 의사이기도 한 제리 홀 박사는 불임부부에게 시험관 아기 시술을 할 때 성공 확율을 높이려는 단순한 목적에서 연구한 것이었다. 그러나 제리 홀 박사의 연구가 궁극적으로 인간복제를 몰고 올 지도 모른다는 우려 때문에 대학에서 연구정지를 당했으며 결국 학교를 그만두고 말았다.

12 고등한 세포(동물, 식물 등)에서 발견되는 핵막으로 둘러싸인 공간. 이 안에 유전물질인 DNA가 보관되어 있다.

13 정자와 난자가 수정된 직후 수정란이 2n으로 계속 분열해나가는 현상을 말한다.

14 수정란이 난할을 거듭하면서 만들어진 각각의 세포. "나누어졌다"라는 뜻에서 할구라 부른다.

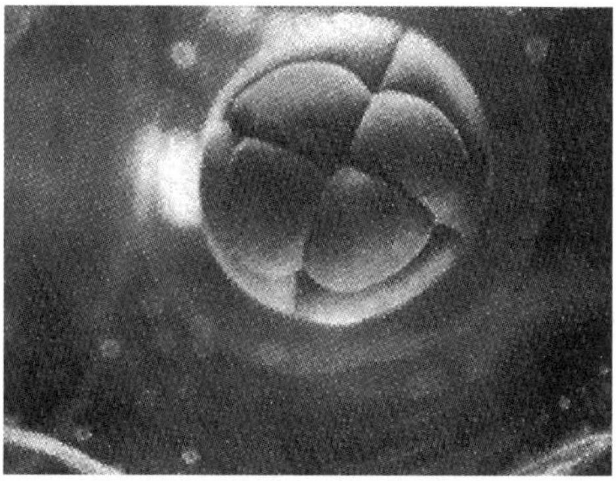

2-12. 난할중인 수정란

마침내 1996년 7월에 영국 로슬린연구소(Roslin Institute)의 이안 윌머트(Ian Wilmut) 박사가 체세포복제 방법으로 '돌리(Dolly)'를 탄생시켰다. 돌리는 사람과 같은 포유류라는 점 때문에 탄생 그 자체가 세계의 이목을 집중시켰다. 학술적으로는 포유류의 복제가 불가능하다고 그동안 가르쳐왔기 때문에 생물학 교재도 모두 바뀌어야했을 정도다. 이제 확률만 낮을 뿐 동일한 방법으로 인간을 복제하는 것이 실제로 가능해졌다. 게다가 생명공학적으로 조작된 생물들은 새끼를 낳을 수 없다는 기존의 학설을 뒤엎고 돌리는 새끼양 '보니(Bonnie)'를 출산시켰다. 체세포복제는 좋은 방향으로 이용하면 줄기세포를 얻는 등 훌륭한 기술이지만 잘못하면 장기이식용 인간복제 등으로 인류를 파멸로 몰고 갈 수 있어 여전히 그 성과에 대한 학계의 의견이 엇갈리고 있다.

돌리의 탄생 이후 소, 원숭이, 쥐 등 전 세계적으로 다수의 복제동물이 탄생하였고 지금은 사람에게 유용한 유전자를 먼저 이식해 형질전환동물을 만든 다음 그것을 여러 마리 복제하는 것도 가능해졌다. 심지어는 복제한 쥐를 연거푸 5번에 이어 다시 복제하는 것도 가능해졌다.

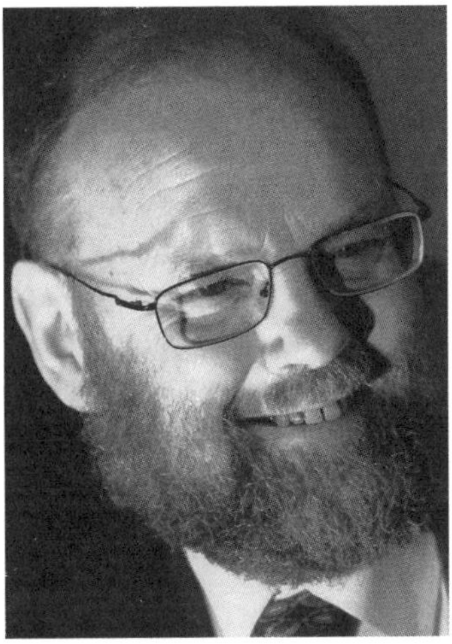

2-13. 윌머트 박사와 돌리

이제 미래의 바이오테크놀로지 기술이 어디까지 갈지 아무도 모른다. 분명한 것은 과학의 발전은 아무도 막아서는 안 되고 또 막을 수도 없다는 것이다. 바이오테크놀로지의 필요성은 너무도 분명해서 희망찬 미래를 위해 응용할 수 있는 범위도 끝이 없을 정도이다. 그럼에도 불구하고 문제는 이 기술이 잘못 사용될까봐 조심스러운 것이다. 예를 들면 사람과 동물의 잡종배아를 만든다든지, 복제인간을 만들어 필요한 신체 장기만을 취한 뒤 폐기해 버린다든지, 난자를 돈으로 사고 팔거나 그 과정에서 암거래를 한다든지 해서는 절대 안 될 것이다. 무엇보다도 한사람의 이득을 위해 다른 사람이 희생되는 일이 있어서는 안 될 것이며 금전적 차이나 신분 차이 때문에 혜택이 달라지는 일이 있어서도 안 될 것이다. 바이오테크놀로지는 분명히 우리의 미래를 밝혀줄 희망의 학문이다. 적절한 규제와 이성을 가지고 윤리적, 사회적 문제를 현명하게 해결하여 우리에게 주어진 이 기회를 잘 지켜나가도록 모두가 노력해야 할 것이다.

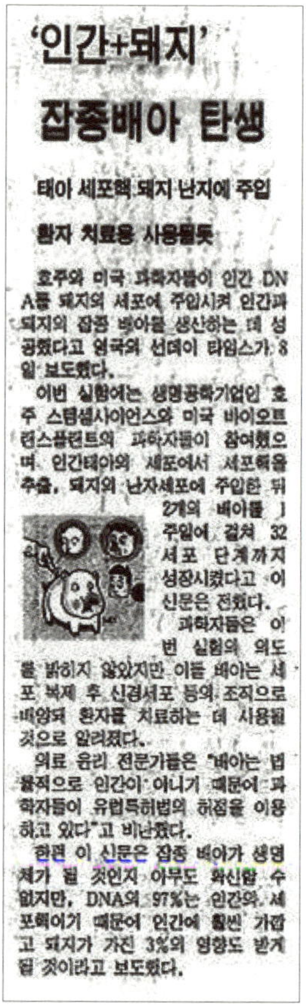

'인간+돼지'

잡종배아 탄생

태아 세포핵 돼지 난지에 주입

환자 치료용 사용될듯

호주와 미국 과학자들이 인간 DNA를 돼지의 세포에 주입시켜 인간과 돼지의 잡종 배아를 생산하는 데 성공했다고 영국의 선데이 타임스가 8일 보도했다.

이번 실험에는 생명공학기업인 호주 스템셀사이언스와 미국 바이오트랜스플랜트의 과학자들이 참여했으며, 인간태아의 세포에서 세포핵을 추출, 돼지의 난자세포에 주입한 뒤 2개의 배아를 1주일에 걸쳐 32세포 단계까지 성장시켰다고 이 신문은 전했다.

과학자들은 이번 실험의 의도를 밝히지 않았지만 이들 배아는 세포 복제 후 신경세포 등의 조직으로 배양돼 환자를 치료하는 데 사용될 것으로 알려졌다.

의료 윤리 전문가들은 "배아는 법률적으로 인간이 아니기 때문에 과학자들이 유럽특허법의 허점을 이용하고 있다"고 비난했다.

한편 이 신문은 잡종 배아가 생명체가 될 것인지 아무도 확신할 수 없지만, DNA의 97%는 인간의 세포핵이기 때문에 인간에 훨씬 가깝고 돼지가 가진 3%의 영향도 받게 될 것이라고 보도했다.

2-14. 잡종 배아에 대한 신문기사

바이오테크놀로지의 간략한 역사

1866 Mendel의 논문이 자연사학회에서 발표됨

1905 Bateson이 '유전학'이라는 용어를 처음 사용함

1909 Johannsen이 '유전자'라는 단어를 처음 도입함

1915 Morgan이 초파리 유전자지도 작성

1917 최초로 biotechnology이라는 용어가 사용됨

1953 Watson과 Crick이 DNA의 이중나선 구조를 밝힘

1956 사람의 염색체는 46개임이 밝혀짐

1973 유전자재조합 기술의 잠재적 위험이 제기됨.

1975 Asilomar 학술회의에서 유전자재조합 실험에 대한 지침이 제기됨

1976 DNA 염기서열 분석방법이 개발됨

1977 최초의 생물공학 회사인 Genentech가 창설됨

1978 유전자재조합 기술에 의해 인간 인슐린이 최초로 생산됨

1985 시험관에서 DNA를 증폭해낼 수 있는 PCR 기술이 개발됨

1989 NIH에서 최초로 사람의 "유전자 이식" 실험에 대한 승인을 추천함

1990 미국에서 최초로 유전자치료 시도 인증
인간게놈프로젝트(Human Genome Project)가 미국에서 시작됨

1997 복제양 Dolly 탄생

2003 인간게놈프로젝트 완성

제3장

유전자와 염색체

앞에서 말했듯이 유전자의 화학적 본질은 DNA이다. 그리고 유전자란 길다란 DNA의 각 부분을 말한다. 반드시 그런 것은 아니지만 보통 하나의 유전자가 한 가지 명령을 내린다고 가정한다면 사람의 형질이 30,000여 가지이니까 온전한 사람을 만들려면 최소한 30,000개의 유전자가 필요하다는 말이 된다.

이 30,000여개의 유전자들은 DNA 상에 일정한 순서로 놓여 있어서 마치 긴 실처럼 서로 연결되어 있다. 이 30,000개의 유전자는 현미경으로나 볼 수 있는 작은 세포, 그것도 핵 속에 들어있는데 세포 하나당 들어있는 DNA의 길이는 거의 2m에 달한다. 한 사람을 구성하는 세포 수가 약 100조개이므로 만약 전체 세포에서 DNA를 빼내어 서로 연결한다면 2 X 1011 Km, 즉 지구에서 태양을 오가고도 남는 엄청난 길이이다.

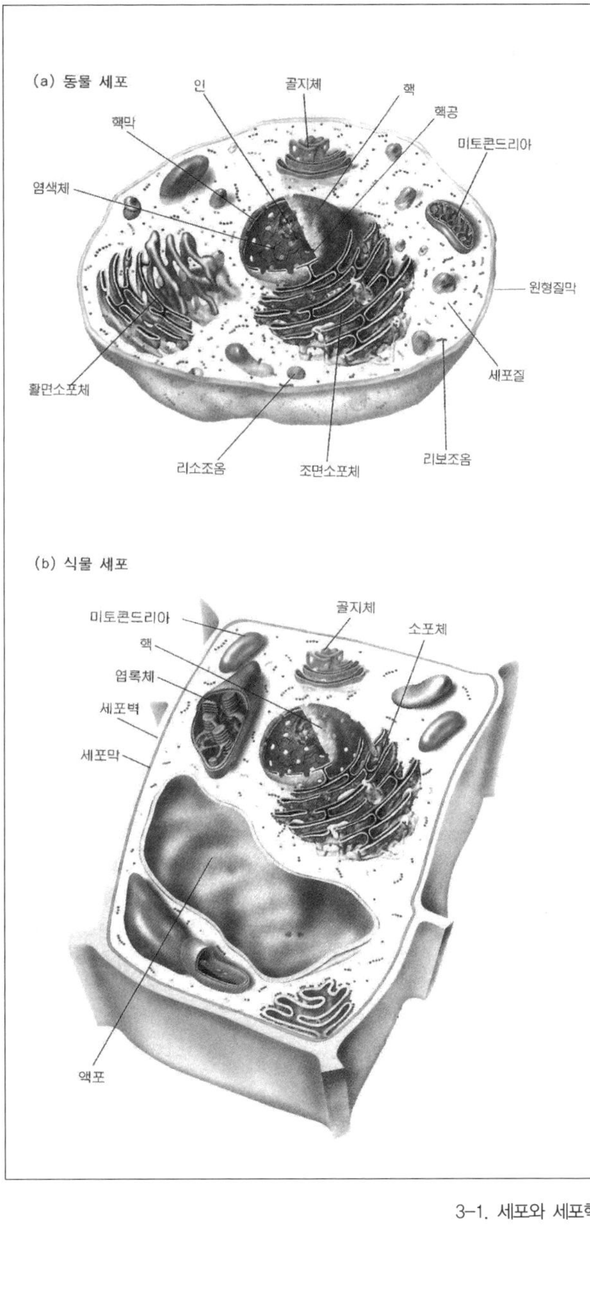
(a) 동물 세포
인
골지체
핵
핵공
핵막
미토콘드리아
염색체
원형질막
세포질
활면소포체
리소조옴
조면소포체
리보조옴
(b) 식물 세포
골지체
미토콘드리아
소포체
핵
엽록체
세포벽
세포막
액포

3-1. 세포와 세포핵

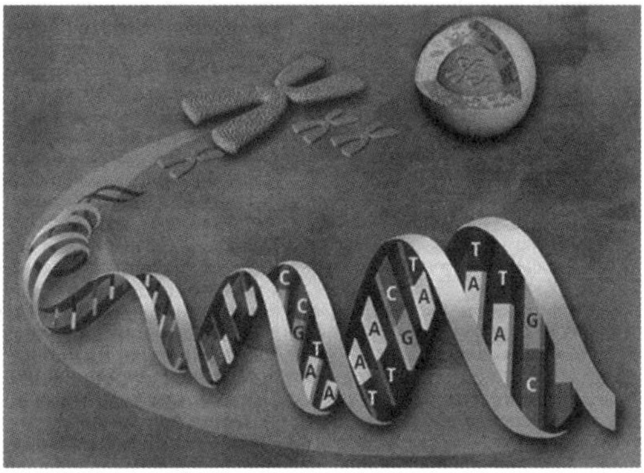

3–2. 염색체에 감겨있는 DNA

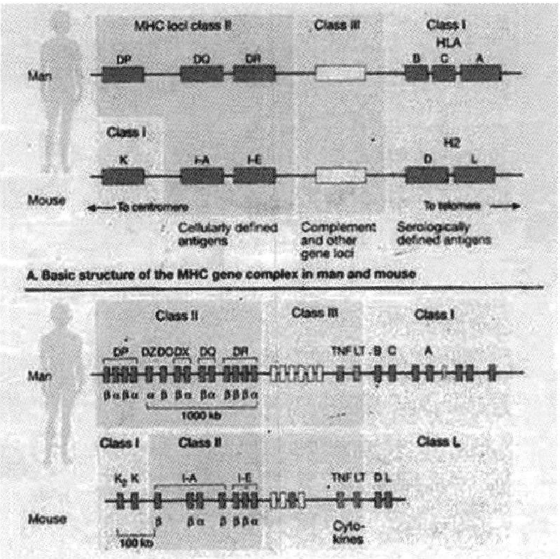

3–3. 길게 연결된 유전자들

이렇게 길다보니 DNA는 자칫하면 서로 엉길 수 있고 그래서 마치 연줄이 얼레에 감기듯 차곡차곡 지지대에 감겨있어야만 한다. 이 지지대가 바로 염색체(chromosome)[15]이다. 염색체의 수는 생물체마다 고유한데 예를 들어 사람은 46개, 쥐는 40개, 초파리는 8개, 대장균은 1개이다. 염색체의 모양이 서로 다르기 때문에 구별하기 위해서 번호를 붙이는데 제일 긴 것이 1번이다. 이렇게 긴 DNA 중 아주 작은 부분에 돌연변이가 일어나도 암이나 선천성기형에 걸리게 된다는 것을 생각하면 건강하다는 것이 당연한 일 같아도 사실 얼마나 어렵고 다행스러운 일인지 모른다.

15 세포핵에서 발견되는 막대 모양의 구조체. 일종의 지지대 역할을 하는 것으로 여기에 DNA가 감겨있다.

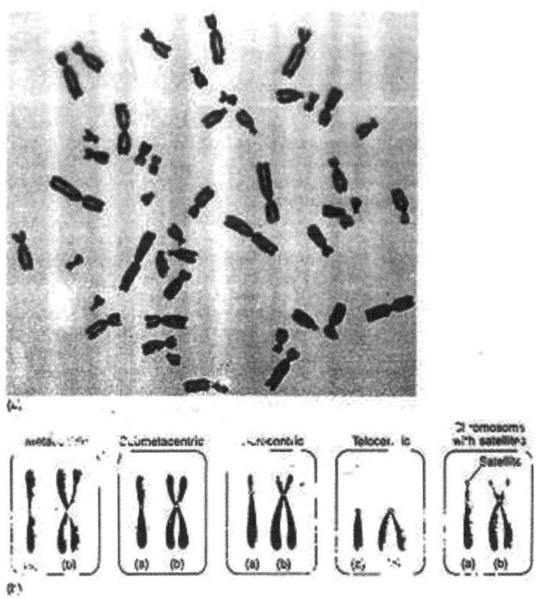

3-4. 현미경으로 본 사람의 염색체(46개)

● DNA와 중심설

우리는 DNA와 RNA, 그리고 단백질을 '생명의 3대 분자'라고 흔히 말한다. DNA에는 유전명령이 들어 있는데 이 유전명령은 어떤 단백질을 어떻게 만들지에 대한 것이다. DNA의 명령에 따라 만들어진 단백질은 우리가 생명을 유지하기 위해 필요로 하는 모든 생화학반응(생물체에서 일어나는 화학반응들을 말함)과 생리현상을 수행해 준다. 따라서 원칙적으로 이 두 가지만 있으면 생명 유지가 가능하다. DNA를 생명의 근본 물질이라고 부르는 이유도 바로 여기에 있다. 그러나 DNA의 유전정보에 따라 단백질이 만들어지려면 RNA라는 중간매체가 또한 반드시 필요하다.

DNA의 구조는 이중나선이다. 두 줄이 서로 꽈배기처럼 감겨 있다는 말이다. 그리고 그 안에는 아데닌(adenine), 구아닌(guanine), 시토신(cytosine), 티민(thymine)이라는 4 종류의 염기가 들어 있다. 이들을 약자로 A, G, C, T로 표시하기도 하는데 바로 이 알파벳 서열(염기서열)이 어떻게 되어 있느냐에 따라 유전자의 명령이 각각 달라지게 된다. 앞에서 말한 DNA 염기서열결정법은 바로 이 알파벳 순서를 알아내어 그 유전자의 명령을 이해할 수 있도록 하는 기술이다. 유전명령이 염기서열에 들어 있기 때문에 DNA 구조에서 제일 중요한 부분이 바로 염기라 해도 과언이 아니다. DNA가 왜 이중나선인가 하는 이유도 이렇게 중요한 염기를 외부로부터 보호하기 위해서이다.

DNA가 복제될 때는 마치 지퍼가 풀리듯이 두 줄이 벌어지고 각각의 줄을 주형으로 해서 반대편 줄이 복제된다. 여기서의 법칙은 A는 반드시 T와, G는 반드시 C와 결합한다는 것이다. 이 법칙이 있기 때문에 복제된 두개의 DNA는 원본과 똑같을 수 있는 것이다. 그리고 그 복제품을 다음 세대로 물려주는 것이다.

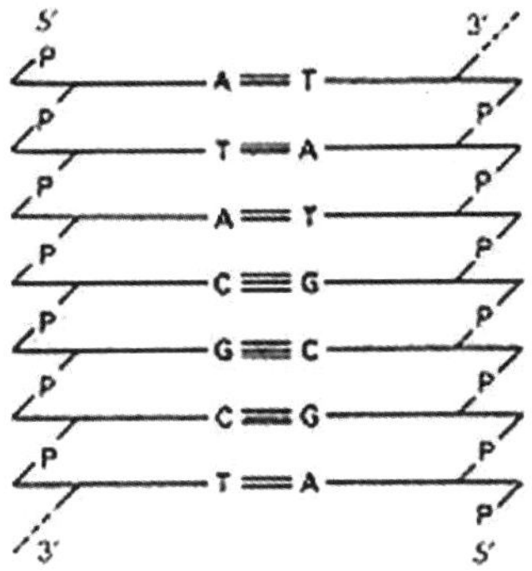

3-5. DNA 염기의 상보적 결합

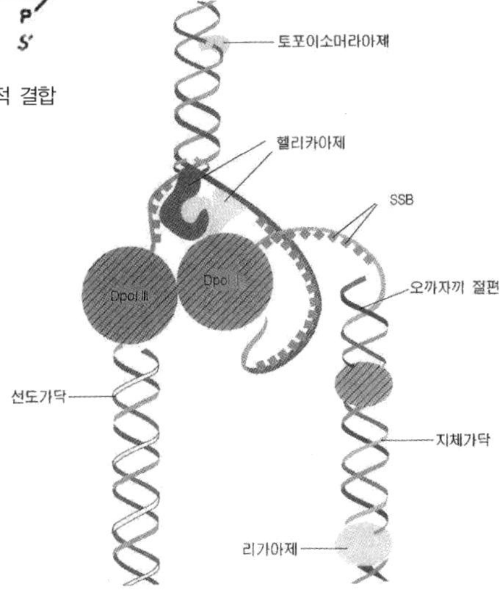

3-6. DNA의 복제

DNA는 이렇게 복제되어 다음 세대에 물려주는 유전도 하지만 앞서 말했듯이 발현(expression)[16]되어 각종 단백질을 만들게 된다. 발현이라는 말은 단백질을 만든다는 뜻이고, 단백질을 만든다는 의미는 생명현상을 수행한다는 말이다. 왜냐하면 우리 몸에서 일어나는 모든 생명현상은 단백질이 있어 가능한 것인데(예를 들면 근육운동, 면역작용, 산소운반, 각종 호르몬 반응, 소화활동 등) 그 단백질을 만드는 유전명령이 바로 DNA 염기서열에 숨어있기 때문이다. 그렇기 때문에 다시 한 번 말하지만 DNA가 생명의 근본물질인 것이다.

DNA는 이렇게 중요하기 때문에 항상 세포 깊숙이 핵 속에 감추어 두고 필요할 때마다 RNA에 유전명령을 복사해 낸다. RNA는 DNA와 구조가 유사하지만 외줄이라는 것이 특이하다. DNA는 두 줄이지만 그 중 한쪽에만 유전명령이 들어있고, 다른 쪽은 그냥 염기를 보호하기 위한 것이다. 따라서 RNA는 한쪽의 명령만을 복사하면 되는 것이다. 그리고 이 RNA에 복사된 명령대로 단백질이 만들어지고 만들어진 단백질이 우리 몸의 이쪽저쪽에서 활동하면서 생명을 유지할 수 있게 해준다. DNA의 복제와 발현을 그림으로 표시한 것이 중심설(central dogma)[17]이다.

16 DNA의 유전정보에 따라 단백질이 만들어지는 과정.

17 생명의 3대 고분자는 DNA, RNA, 그리고 단백질이다. DNA의 유전정보가 RNA로 복사되고, 결국 이에 의해 단백질이 만들어지는 상호관계를 나타낸 설이 중심설이다. 중심설의 요지는 생명의 근본물질이 DNA라는 것이다.

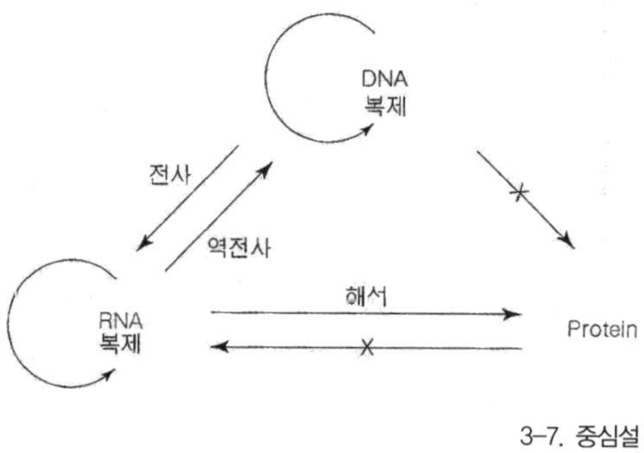

3-7. 중심설

제4장

바이오테크놀로지의 핵심기술들

강아지가 어미개를 닮고 콩 심은데 콩나며 사람이 부모를 닮는 현상이 바로 유전(inheritance)이다. 유전은 멘델이 밝힌 것처럼 유전물질이 다음 세대로 그대로 복사되어 전해지기 때문인데 그 유전물질의 화학적 모습이 바로 DNA이다.

얼굴 모습이 동그랄 것인지 사각형일 것인지, 머리카락이 굵은지 가는지, 눈이 큰지 찢어졌는지 등을 결정하는 것도 DNA이고 좌우 팔을 대칭으로 만드는 것, 심장을 왼쪽에 위치시키는 것, 밥을 먹으면 소화효소를 만드는 것, 어린아이가 점점 커가는 것, 남여가 서로 구별되는 것도 모두 DNA의 유전명령 때문이다. 심지어는 각자의 수명도 DNA에 프로그램 되어있다고 보는 학자가 있다. 앞에서 이야기한 것처럼 우리가 살아가며 겪는 이 모든 생활이 바로 30,000개의 유전자 코드(code)에 들어 있는데 만일 어느 한 부분이 바늘구멍만큼 고장나고, 그 고장난 유전자가 우연히 암을 억제하는 유전자였다면 그 사람은 암에 걸리고 말 것이다. 또 아기가 발생하는 과정에서 어머니가 마약을 섭취했는데 그 약물이 팔 만드는 유전자를 변형시켰다면 그 아이는 선천성기형이 되고 말 것이다. 심지어 동성애 유전자, 성격 유전자, 지능 유전자들도 계속 발표되고 있어 실로 모든 생명현상이 유전자에 의해 지배된다고 말할 수 있다.

중심설에서 보듯이 생명의 3대 요소는 DNA와 RNA, 그리고 단백질이다. 지금까지 이야기한대로 사람을 포함한 대부분 생물들의 유전물질은 DNA이다. 그러나 일부 하등한 바이러스들은 RNA를 유전자로 가지고 있다고 보고되고 있다. 간염바이러스나 AIDS 바이러스가 바로 그 예들이다. 이 질병들에 대한 치료가 아직 어려운 이유는 그동안의 연구가 주로 DNA에 대한 것이었고 RNA 유전자에 대한 연구는 상대적으로 미진하였기 때문이다. 아직 단백질 유전자에 대한 정식 보고는 없다. 다만 광우병의 원인균인 프리온(prion)[18] 연구가 활발해지면서 프리온 균의 유전자가 단백질일 가능성이 조심스럽게 제기되고 있다.

18 광우병의 원인균. 특이한 점은 구조가 단백질로만 되어있다는 것이다. DNA가 전혀 없는데도 번식을 한다는 점이 특이하기 때문에 연구의 대상이 되고 있다.

● 바이오테크놀로지의 연구기술

바이오테크놀로지의 기술은 크게 두 가지로 나누어진다. 첫째는 유전자재조합기술이고, 두 번째는 핵치환을 통한 생명복제 기술이다. 다음에 몇 가지 주요 기술들을 소개하였다.

① 유전자재조합기술

바이오테크놀로지의 핵심기술은 유전자재조합기술, 즉 유전공학이다. 말 그대로 유전자를 우리 목적에 따라 조작하는 기술이다. 유용한 단백질 유전자를 세균에 넣어 대량생산하거나 질병 유전자를 잘라내어 치료하려는 것이 유전공학의 핵심이다. 세균에 넣어주는 이유는 세균은 번식속도가 빨라서 짧은 시간에 많은 단백질을 만들어낼 수 있기 때문이다.

1978년에 미국에서 사람의 인슐린 유전자를 대장균에 넣어 대량생산하는데 성공한 이래 30여년이 흘렀고 이제 세계 각국의 유전공학 기술은 어느 정도 평준화되었다고 할 수 있다. 때문에 지금은 단순히 기술적인 면보다 어떤 유전자를 어떤 세포에 재조합해 넣을까 하는 아이디어 경쟁이 더 치열하다.

예를 들면 식량난 해결을 위해 코끼리 유전자를 돼지에 넣어 수퍼돼지를 만든다든지, 사람의 면역유전자를 돼지에 넣어 장기이식용 형질전환돼지[19]를 만드는 것, 항암제인 인터페론[20]을 대장균에 넣어 대량생산하는 것, 상어의 성장호르몬 유전자를 멸치에 넣어 더 크게 만드는 것, 멸치 유전자를 고래에 넣어 더 작게 만드는 것, 반딧불 유전자를 나무에 넣어 가로수가 밤만 되면 반짝거리게 만드는 것들이 최근에 발표된 아이디어들이다. 이렇게 바이오테크놀로지는 산업과 밀접한 관계를 맺고 있으며 벤처산업으로 이어지고 있다. 그리고 그 결과 '생물경영학(biobusiness)'이라는 신학문을 탄생시켰다.

19 유전자를 재조합하여 형태와 성질을 바꾼 돼지. 돼지는 장기의 크기가 사람과 비슷하기 때문에 인간에게 유용한 여러 유전자를 조합하려는 노력이 한창이다.

20 IFN으로 약기하기도 한다. 항바이러스 효과를 나타내는 약물의 통칭으로 20여종 이상이 알려져 있다. 항종양 효과 또한 보고되어 있다. 유전공학 기법을 이용해 대량생산이 최근 가능해졌으며 간염 등의 임상 치료를 위해 많이 쓰이고 있다.

② 제한효소와 리가아제

전체 DNA에서 필요한 일부분(목적하는 유전자)을 자르고 붙이기 위해 사용하는 가위와 풀은 제한효소(restriction enzyme)[21]와 리가아제(DNA ligase)[22]이다. 얇은 종이와 두꺼운 철판을 자를 때 사용하는 가위가 조금씩 다르듯이 서로 다른 유전자를 잘라내기 위한 제한효소도 아주 다양해서 알려진 것만도 100여종에 달한다. 반면에 리가아제는 두 종류뿐이다.

21 DNA를 자르는 가위와 같은 효소. 효소별로 자를 수 있는 DNA의 부분이 제한되어 있기 때문에 제한효소라 부른다.

22 DNA를 붙이는 풀과 같은 효소. 바이러스에서 분리한 것과 세균에서 분리한 것의 2종류가 있다.

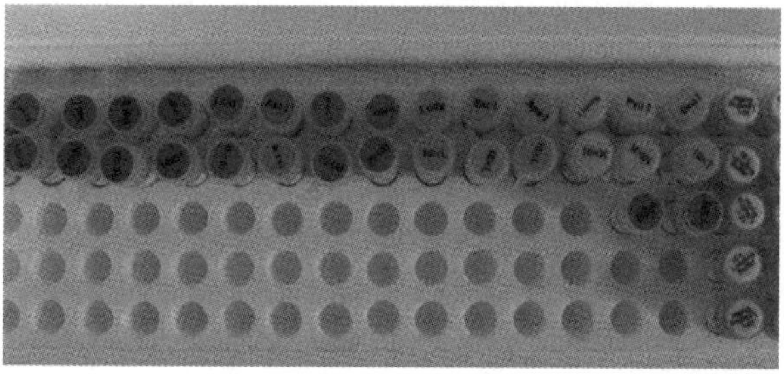

4-1. 여러 종류의 제한효소들

③ 전기영동

DNA는 무색투명하기 때문에 육안으로 관찰할 수가 없다. 그리고 한 개의 세포에서 뽑아낸 양도 대단히 적다. DNA를 쉽게 관찰할 수 있는 방법은 없을까? 제한효소로 자르거나 리가아제로 DNA를 붙이면 그 크기가 변할 텐데 크기별로 DNA를 관찰할 수는 없을까? 이럴 때 사용되는 기술이 바로 전기영동(electrophoresis)이다.
전기영동이란 작은 아크릴 상자에 완충용액(buffer)[23]을 부어 넣고 DNA와 단백질이 섞인 시료를 한 쪽에 위치시킨 다음 전기장을 걸어 시료의 내용물이 스스로의 극성과 반대쪽으로 이동하는 성질을 이용하는 기술이다.

23 증류수에 각종 이온들을 녹인 용액을 말한다. 순수 증류수는 전기를 통하지 않지만 완충용액은 이온으로 인해 전도율이 높다.

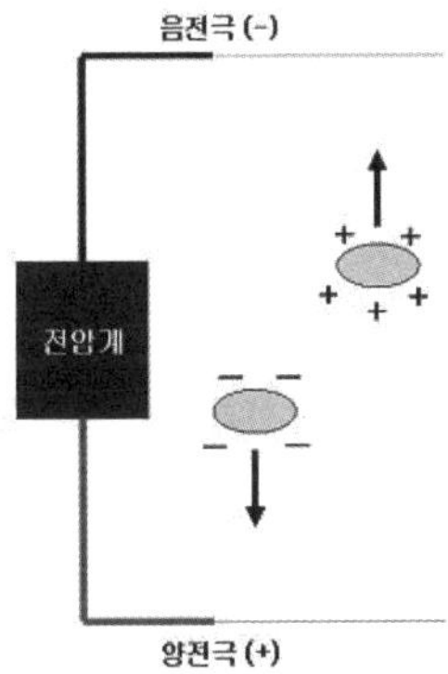

4-2. 전기영동의 원리

DNA를 "핵산"이라 부르는 이유는 핵에서 발견되는 산성물질이기 때문이다. 산성물질은 (-) 전기를 띠고 있기에 전기장 속에서 (+)쪽으로 이동하게 된다. 전기영동실험을 하기에 앞서 먼저 겔(gel)[24]의 네모판을 만들어 놓는다. 겔이란 고체이면서도 마치 두부처럼 흐늘흐늘한 상태이다. 아가로오스(agarose)라 부르는 일종의 녹말가루를 완충용액에 섞어 끓이면 액체가 되는데 이를 네모난 아크릴 주형에 부어 넣고 천천히 식히면서 굳히면 겔이 된다. 이 때 완전히 굳기 전에 콤

(comb)이라 부르는 플라스틱 빗을 살짝 꽂아 두면 시료를 얹기 위한 구멍(well)이 겔 판에 뚫리게 된다. 이제 세포에서 추출한 DNA 시료를 구멍에 올려놓고 전기를 양쪽에 걸면 DNA는 겔의 작은 격자구조를 통과하면서 이동을 시작한다. DNA의 크기가 작을수록 더 쉽게 격자를 통과하므로 일정 시간 후에는 같은 DNA라도 작은 분자가 더 멀리까지 이동해 있을 것이다. 이러한 원리로 전기영동은 DNA를 크기별로 분리해낼 수가 있다.

24 녹말성분인 아가로오스를 물에 녹여 끓인 후 네모 모양의 틀에 부어 굳힌 것. DNA를 관찰하기 위한 전기영동 실험에 사용된다.

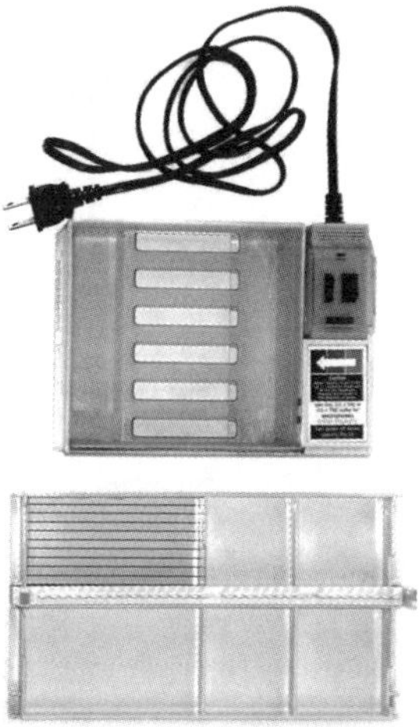

4-3. 전기영동장치

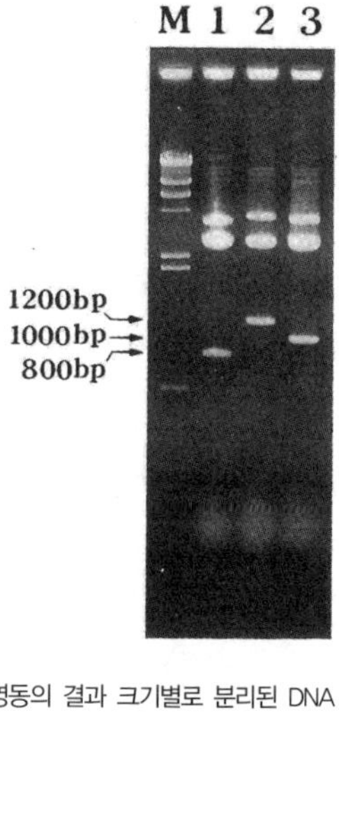

4-4. 전기영동의 결과 크기별로 분리된 DNA

③ PCR

영화 '쥬라기 공원'을 보면 호박에 갇힌 모기의 침에서 공룡 DNA를 추출해 증폭시키고 이것으로 공룡을 다시 부활시키는 장면이 나온다. 이렇게 적은 양의 DNA를 증폭시켜 충분한 양을 확보하는 기술이 바로 PCR(polymerase chain reaction)이다. 범죄수사나 유전병진단 등 많은 경우에 DNA를 충분히 확보하는 것이 어렵기 때문에 PCR은 대단히 유용한 기술이다. PCR을 이용하면 전체 DNA에서 원하는 유전자만을 선별적으로 증폭해 낼 수도 있다.

④ DNA 염기서열결정법

DNA의 암호, 즉 유전정보가 염기서열에 들어있다는 것은 앞에서도 설명하였다. 염기서열이란 A, C, G, T의 알파벳 네 개가 어떤 순서로 조합되었느냐 하는 것이다. 사람과 쥐, 곤충, 식물이 서로 다른 이유도 바로 이 염기서열이 조금씩 다르기 때문이다. 대체로 보아 사람과 원숭이는 99%, 사람과 소는 93%, 사람과 쥐는 87%, 사람과 닭은 78% 정도 같다고 한다. 특히 침팬지는 99.9% 같다고 보고되어 있다. 만약 염기서열을 통째로 밝혀낼 수만 있다면 암은 왜 생기며, 사람이 왜 늙는지의 이유, 10년 뒤에 특정 유전질환에 걸릴 확률, 자녀의 지능 등 거의 모든 것들을 미리 예측할 수 있고 또 필요하면 유전자를 바꿔치기해서 치료도 가능하다. 인간게놈프로젝트가 바로 사람의 모든 유전정보를 밝혀내려는 아주 거대한 작업이었다. 그리고 그 핵심 기술이 DNA 염기서열결정법이다. 말 그대로 DNA의 염기서열을 차례로 읽어 나가는 작업이다. 예전에는 그 결과가 X-ray 필름 위에 사다리 모양으로 나타났고 이를 차례로 읽어나갔지만 요즘은 기계가 발달해서 형광 처리된 그래프 모양으로 결과가 나오면 이를 자동으로 기계가 읽어 컴퓨터에 알파벳을 입력시켜 준다.

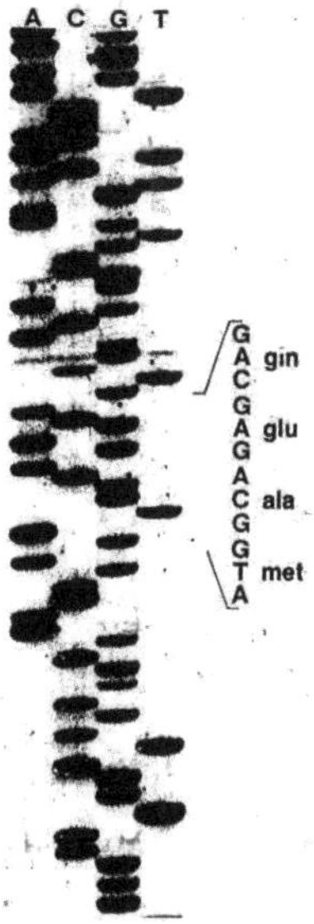

4-5. DNA sequencing 결과(수동)

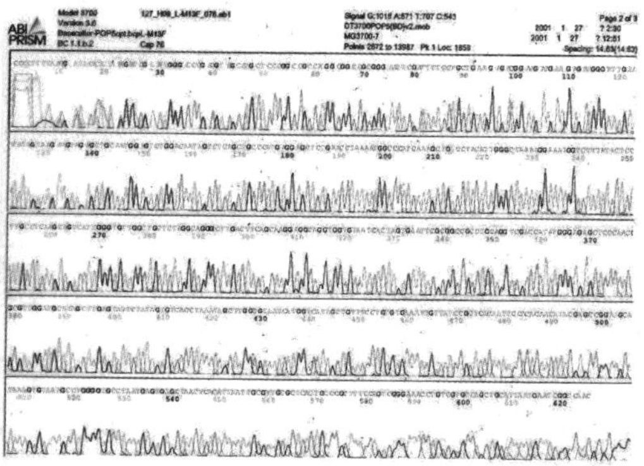

4-6. DNA sequencing 결과(자동)

⑤ 인간게놈프로젝트와 슈퍼컴퓨터

1990년에 HUGO(human genome organization)라는 국제컨소시움이 발족되었다. 위원장은 왓슨이 맡았고 미국, 프랑스, 영국, 일본 등 여러 나라에서 온 유전학자들이 여기에 참여하였다. HUGO의 목적은 인류 최대의 프로젝트인 인간게놈프로젝트를 통해 생명의 기원을 밝히고, 질병 극복과 수명 연장의 청사진을 제시하자는 것이었다. 기술적으로는 30,000여개 되는 유전자 모두의 위치를 염색체 상에서 확인하여 지도를 그린 다음, 전체 염기서열을 밝히자는 것이었다.

원래 HUGO의 목표는 20년 걸려서 2010년에 완성하는 것이었는데 놀랍게도 이 목표는 9년이나 앞선 2001년 2월에 일차 완성되었다. 앞당겨진 이유는 셀레라지노믹스(Celera Genomics)라는 민간기업이 도중에 경쟁적으로 뛰어 들었고 공적기구인 HUGO와 라이벌 관계를 유지하면서 연구에 촉매제 역할을 했기 때문이다. 이들이 서로 라이벌 관계가 될 수밖에 없었던 이유는 유전정보를 누구든지 먼저 밝혀 특허를 내버리면 앞으로 그 유전정보가 필요한 사람이나 국가는 반드시 비용을 지불해야 할 것이기에 당연히 엄청난 수익이 예상되었기 때문이다. 셀레라지노믹스는 HUGO보다 8년이나 늦은 1998년에 연구를 착수하였음에도 불구하고 상상할 수 없을 정도의 빠른 속도로 게놈(genome)[25]을 밝혀나갔고 이에 자극을 받은 HUGO도 더 빠른 속도로 게놈을 분석하게 되어 전체적인 일정이 앞당겨진 것이다. 결국 결론은 이들이 같은 시기에 연구를 마쳤고 연구 결과 역시 동시에 발표하면서 서로가 교환하기로 해 해피엔딩으로 끝나게 되었다.

셀레라지노믹스가 늦게 연구를 시작하였음에도 불구하고 HUGO의 속도를 따라갈 수 있었던 데는 슈퍼컴퓨터의 역할이 절대적으로 컸다. 앞서 말한대로 한 사람의 DNA는 지구에서 태양을 오갈 정도로 그 양이 엄청나다. 그 알파벳을 모두 읽어 책으로 쓰려면 서울의 63빌딩 높이만한 두께로 책을 만들어야 한다는 분석도 있다. 그만큼 엄청난 양의 알파벳 조합이기에 일반 컴퓨터로서는 데이터 처리가 불가능하다는 이야기이다. HUGO와는 다른 분석방법을 택했던 셀레라지노믹스는 그 복잡한 분석을 수퍼컴퓨터에게 맡김으로써 빠른 데이터 처리가 가능하였던 것이다. 슈퍼컴퓨터의 등장은 바이오테크놀로지의 또 다른 기술적 도약을 고취시켰으며 그 결과 생물정보학(bioinformatics)이라는 신학문을 탄생시켰다.

⑥ 생명복제

생명복제에는 두 가지 방법이 있다. 첫째는 수정란[26] 복제이다. 수정란 복제는 자연적으로 일란성쌍둥이[27]가 만들어지는 과정을 인위적으로 되풀이한 것이다. 수정란이 4~8개의 할구(blastomere)로 분열했을 때 각각의 할구를 분리해 대리모 자궁에서 키워 인공적인 일란성쌍둥이를 만들어내는 것이다. 앞서 말한 제리 홀 박사의 방법이 바로 이것이다.

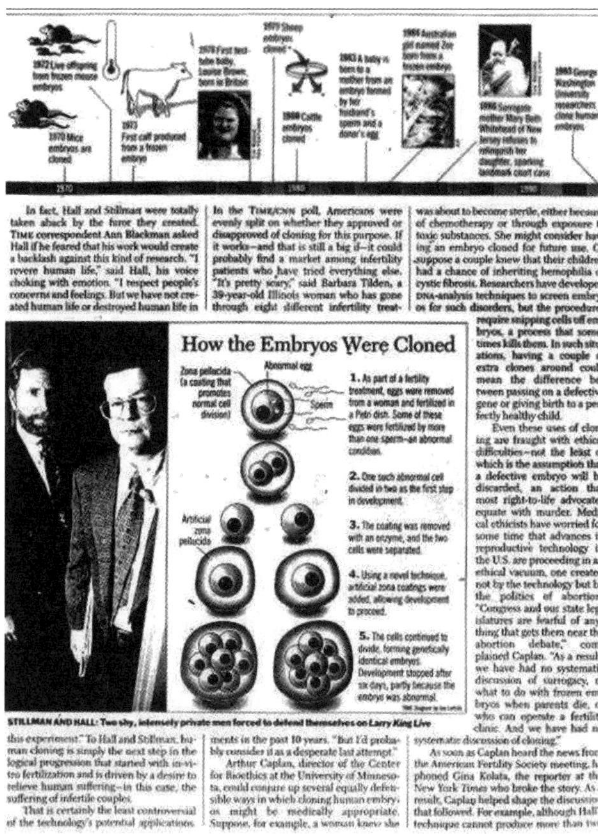
1970 Mice embryos are cloned
1972 Live offspring from frozen mouse embryos
1973 First calf produced from a frozen embryo
1978 First test-tube baby, Louise Brown, born in Britain
1979 Sheep embryos cloned
1980 Cattle embryos cloned
1983 A baby is born to a mother from an embryo formed by her husband's sperm and a donor's egg
1984 Australian girl named Zoe born from a frozen embryo
1986 Surrogate mother Mary Beth Whitehead of New Jersey refuses to relinquish her daughter, sparking landmark court case
1993 George Washington University researchers clone human embryos
1970 1980 1990

In fact, Hall and Stillman were totally taken aback by the furor they created. TIME correspondent Ann Blackman asked Hall if he feared that his work would create a backlash against this kind of research. "I revere human life," said Hall, his voice choking with emotion. "I respect people's concerns and feelings. But we have not created human life or destroyed human life in this experiment." To Hall and Stillman, human cloning is simply the next step in the logical progression that started with in-vitro fertilization and is driven by a desire to relieve human suffering—in this case, the suffering of infertile couples.

That is certainly the least controversial of the technology's potential applications. In the TIME/CNN poll, Americans were evenly split on whether they approved or disapproved of cloning for this purpose. If it works—and that is still a big if—it could probably find a market among infertility patients who have tried everything else. "It's pretty scary," said Barbara Tilden, a 39-year-old Illinois woman who has gone through eight different infertility treatments in the past 10 years. "But I'd probably consider it as a desperate last attempt."

Arthur Caplan, director of the Center for Bioethics at the University of Minnesota, could conjure up several equally defensible ways in which cloning human embryos might be medically appropriate. Suppose, for example, a woman knew she was about to become sterile, either because of chemotherapy or through exposure to toxic substances. She might consider having an embryo cloned for future use. Or suppose a couple knew that their children had a chance of inheriting hemophilia or cystic fibrosis. Researchers have developed DNA-analysis techniques to screen embryos for such disorders, but the procedures require snipping cells off embryos, a process that sometimes kills them. In such situations, having a couple of extra clones around could mean the difference between passing on a defective gene or giving birth to a perfectly healthy child.

Even these uses of cloning are fraught with ethical difficulties—not the least of which is the assumption that a defective embryo will be discarded, an action that most right-to-life advocates equate with murder. Medical ethicists have worried for some time that advances in reproductive technology in the U.S. are proceeding in an ethical vacuum, one created not by the technology but by the politics of abortion. "Congress and our state legislatures are fearful of anything that gets them near the abortion debate," complained Caplan. "As a result, we have had no systematic discussion of surrogacy, of what to do with frozen embryos when parents die, of who can operate a fertility clinic. And we have had no systematic discussion of cloning."

As soon as Caplan heard the news from the American Fertility Society meeting, he phoned Gina Kolata, the reporter at the New York *Times* who broke the story. As a result, Caplan helped shape the discussion that followed. For example, although Hall's technique cannot produce more than two

How the Embryos Were Cloned

Zona pellucida (a coating that promotes normal cell division)
Abnormal egg
Sperm
Artificial zona pellucida

1. As part of a fertility treatment, eggs were removed from a woman and fertilized in a Petri dish. Some of these eggs were fertilized by more than one sperm—an abnormal condition.
2. One such abnormal cell divided in two as the first step in development.
3. The coating was removed with an enzyme, and the two cells were separated.
4. Using a novel technique, artificial zona coatings were added, allowing development to proceed.
5. The cells continued to divide, forming genetically identical embryos. Development stopped after six days, partly because the embryo was abnormal.

STILLMAN AND HALL: Two shy, intensely private men forced to defend themselves on *Larry King Live*

4-7. 수정란 복제의 원리

두 번째는 체세포[28] 복제이다. 돌리를 탄생시킨 기술이 바로 이것이다. 체세포복제는 이미 성장과 분화가 끝난 성체의 체세포에서 핵만 분리하고, 이를 핵을 빼내버린 난자에 집어넣은 뒤 전기충격을 주어 대리모 자궁에서 자라나게 만드는 방법이다.

핵치환 기기에는 두개의 팔이 있다. 하나는 계속 진공으로 빨아들이는 팔이고, 다른 하나는 주사바늘이다. 세포가 동그랗기 때문에 자꾸만 굴러다녀서 그냥은 주사바늘로 찌를 수 없기에 진공팔로 빨아들여 고정시킨 뒤 찌르는 것이다. 이렇게 찔러 핵만 빨아낼 수도 있고 아니면 다른 핵을 주입할 수도 있다.

체세포의 핵과 난자의 핵이 서로 다른 점은 체세포의 핵에는 정상적인 숫자의 염색체(예를 들어 사람은 46개)가 있지만 난자의 핵에는 반수의 염색체(23개)만이 있다는 점이다. 원래 난자는 역시 반수의 염색체만 있는 정자와 수정을 해야 정상적인 염색체를 가진 수정란이 되고 이것이 자라나 성체가 되는 것이지만 체세포복제 때에는 아예 체세포에서 온전한 핵을 빼내 이용하는 것이다. 그래서 체세포복제를 핵치환기술이라고도 한다. 그리고 핵치환에 사용하는 기기를 미세주입기(micromanipulator)라고 한다.

정자와 난자가 수정을 해서 염색체 수를 회복할 때는 부모의 유전자가 서로 섞이니까 새로운 모습의 자손이 태어나지만 체세포복제 때에는 핵을 제공한 성체와 유전적으로 완전히 동일한 개체가 복제되는 것이다. 체세포복제는 세포를 제공한 성체와 복제된 생물이 사실은 동일한 개체인데도 서로 부모 자식 관계를 이루게 된다는 윤리적 문제가 남게 된다.

25 한 생물체에 들어있는 유전자 전체를 지칭하는 용어.

26 정자와 수정되어 염색체 수가 정상으로 회복된 난자.

27 수정란이 두 개의 세포로 분열했을 때 붙어있지 못하고 떨어져버려 같은 자궁내에서 따로 성장한 유전적으로 동일한 쌍둥이

28 우리 몸을 구성하는 보통의 세포. 생식세포와 대비된 용어이다.

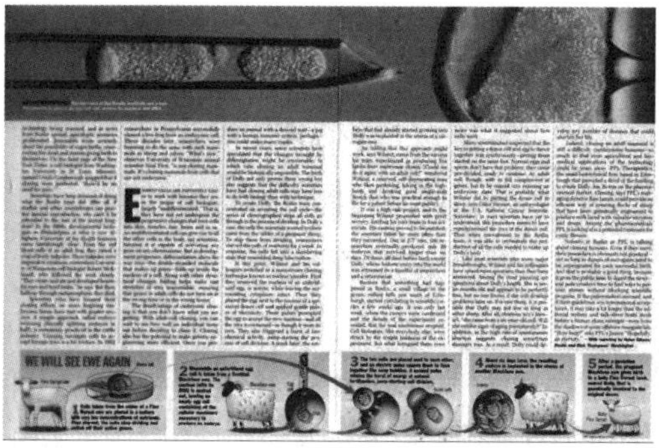

4-8. 체세포복제의 원리

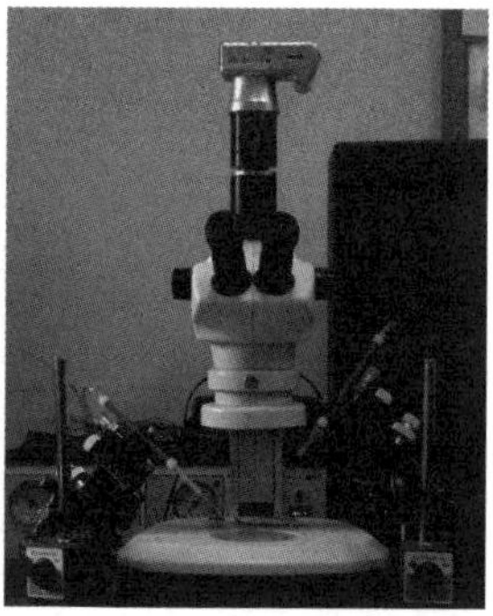

4-9. micromanipulator

⑦ DNA 칩

DNA 칩(DNA chip)[29]은 유전학적 이론과 전자공학적 기술을 접목해 만든 획기적인 유전자 분석도구이다. 20세기와 21세기가 다른 점이 바로 DNA 칩 때문이라고 해도 과언이 아니다. 20세기에는 개개의 유전자를 하나씩만 분석하는 것이 가능했지만 DNA 칩으로 인해 이제 수 천, 수 만개의 유전자를 한꺼번에 분석할 수 있게 되었기 때문이다. 예를 들어 간암과 관련된 유전자가 5,000개라면 과거에는 일일이 하나씩을 분석해 어느 염기서열이 고장 났는지를 밝혀냈어야 했지만 이제는 한 번에 이 많은 유전자를 분석할 수 있다는 말이다. 그만큼 분석에 소요되는 시간과 비용을 줄일 수 있다는 것이 특징이다. DNA 칩은 직경 $1cm^2$의 작은 유리 공간에 적게는 수백 개로 부터 많게는

수십만 개의 DNA 검침(DNA probe)[30]을 아주 고밀도로 집어넣은 것이다. DNA 칩을 처음 개발할 때의 목적은 유전자를 빠르게 분석하기 위한 것이었지만 차차 그 응용 범위가 넓어져 지금은 암, 유전질환, 바이러스 감염 등과 같은 질병 진단이나 장기 이식 가능성 검사, 신약 개발, 동식물 검역, 사람의 신원확인, 친자확인, 법의학, 고고학 등에서 널리 활용되고 있다.

29 질병의 지표가 되는 유전자들을 작은 유리 슬라이드 위에 집적하여 배열해 놓은 기구. 여기에 환자의 혈액을 떨어 뜨리면 질병 유무가 색깔로 관찰된다. DNA 칩을 사용하면 한번에 특정 질환 가능성을 빠르게 예측할 수 있다.

30 인공적으로 만든 짧은 외줄의 DNA 조각. DNA는 두 줄이 서로 상보적이므로 DNA 검침은 자기와 염기서열이 맞는 유전자를 찾아가 결합하게 된다. 이 원리를 이용해서 목적하는 유전자를 찾아낼 수 있다.

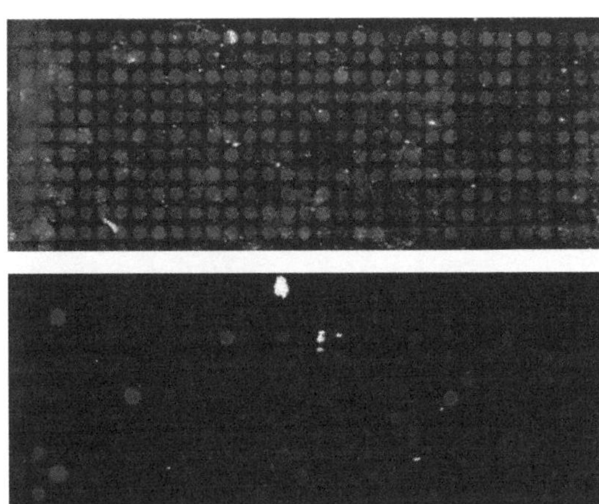

a 정상인

b 심장병환자

4-10. DNA 칩으로 유전병을 진단한 결과

● 우리나라의 바이오테크놀로지

우리나라의 바이오테크놀로지 역사는 여타 생명과학 분야와 마찬가지로 매우 짧다고 할 수 있다. 유전자재조합기술이 처음으로 전수된 것이 1980년 초반이고, 1983년에야 비로서 '유전공학 육성법'이 국회를 통과하여 대전에 유전공학센터가 설립되었다. 지금은 여러 형태의 연구소나 생명과학 벤처기업이 많이 생겼으나 아직도 미국, 독일 등 서구 선진국에 비교하면 그 규모나 예산면에서 턱없이 부족한 실정이다. 심지어는 관련법조차도 제대로 정비되어 있지 못한 현실이다. 싱가포르 정부가 21세기 최고 바이오선진국이 되기 위해서 생명과학 육성을 부르짖으며 거대한 폴리스 단지를 세운 것과는 너무나 대조되는 현실이다. 앞으로는 일본이나 중국 등 주변 국가들이 더욱 이 분야에 주력할 것이 예상되기 때문에 그만큼 정부 차원에서 혁신적으로 지원해야 할 필요성이 크다. 무엇보다도 문제인 것은 생명과학에 대한 정부와 기업, 일반 국민들의 인식이 생명과학의 발전 속도를 따라가지 못하고 있다는 것이다. 생명과학이 곧 국가 경쟁력과 직결된다는 인식이 절대적으로 필요한 때이다.

제5장

인간게놈프로젝트

2001년 2월, 전 세계의 생물학자들은 하루 차이로 영국과 미국에서 연달아 발표된 두 편의 논문을 보며 그 흥분을 감추지 못하였다. 생명 신비의 미스테리를 풀어줄 기초자료이면서 30억 달러라는 거액을 투자한 금세기 최고 프로젝트인 인간게놈프로젝트(human genome project)의 일차 완성본이 과학계의 최고 권위지인 영국의 '네이처(Nature)'와 미국의 '사이언스(Science)'를 통해 동시에 발표되었기 때문이다.

인간게놈프로젝트란 말 그대로 사람의 게놈 전체를 암호 풀듯이 밝혀내는 프로젝트를 말한다. 그렇다면 게놈이란 무엇인가? 게놈(genome)은 한 생명체의 모습을 만들고, 또 그 생명을 유지하기에 필요한 모든 유전정보의 집합을 말한다. 예를 들어 우리 몸을 구성하고 생명활동을 유지하는 데는 30,000여개의 유전자(눈, 코, 머리색, 소화효소, 생식 등 모든 인체 구성과 기능을 결정하는 유전자의 수)가 필요하다고 추정하는데 이들을 통칭해서 게놈이라 한다. 유전자는 DNA이며 염색체에 감겨있기 때문에 'gene(유전자)'과 'chromosome(염색체)'을 합성해 게놈이라 부르는 것이다. 우리말로는 '유전체'라고 번역한다.

인간 게놈은 약 30억 개의 알파벳(염기)으로 구성되어 있다. 정상인과 환자의 알파벳 서열을 다 알아내 서로 비교할 수 있다면 어떤 돌연변이 때문에 질환이 발생하였는지, 또 어떻게 바꾸어주면 되는지 그 방법을 찾을 수 있을 것이다. 즉, 다운증후군이나 각종 암 등 유전자 변이로 인해 생긴 질병은 궁극적으로 모두 치료할 수 있기 때문에 인간게놈프로젝트의 중요성이 있는 것이다. 구체적으로는 각 염색체마다 어떤 유전자들이 놓여 있는지를 확인하고 서로의 상대적인 위치를 지도로 그린 다음 그들의 전체 염기서열을 알아내 어떤 단백질이 만들어질지 해독하는 작업이 바로 인간게놈프로젝트이다.

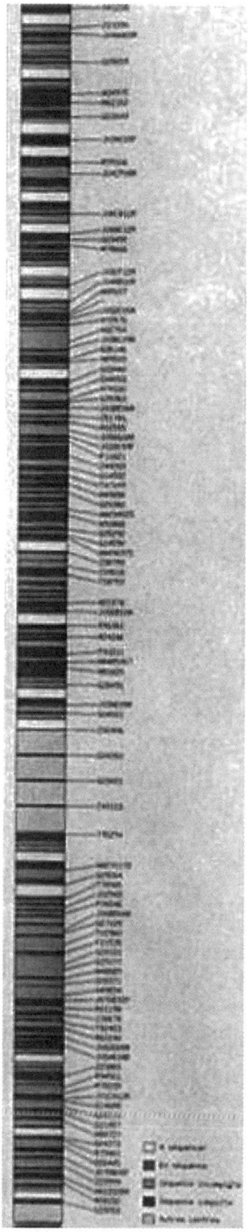

5-1. 염색체 지도

● 인간게놈프로젝트의 진행

생명의 청사진을 통째로 밝히려는 인간게놈프로젝트가 21세기 시작과 함께 발표됨으로서 이 연구에 관여한 사람들은 한편으로는 찬사를, 또 한편으로는 우려를 한 몸에 받게 되었다. 그러나 2001년에 처음 발표된 인간게놈의 분량은 아직 1%가 부족한 99%라는 점에 주목할 필요가 있다. 앞에서도 말했듯이 게놈이라는 것은 1%가 아니라 백만분의 1%라도 틀리면 엄청난 문제(돌연변이, 선천성질환, 암 등)를 일으킬 수 있는 것이다. 때문에 1%나 미완성이라는 것은 어쩌면 쓸모없는 것일 수도 있다. 그런데도 이들 전문 과학자들이 왜 99%의 미완성본을 발표하게 되었을까?

인간의 게놈 전체를 통째로 밝혀내겠다는 야심찬 제안을 처음 한 사람은 1985년 산타페 학회에 참석했던 찰스 델리시(Charles DeLisi)와 데이비드 스미스(David Smith)였다. 그들은 1986년 유전학계의 권위자들이 모인 산타페 학회(Santa Fe Conference)에서 이 계획을 제안하며 지지를 호소하였다. 그러나 당시 대다수의 학자들은 회의적인 반응을 보였다. 투자된 노력과 시간에 비해 별 도움이 못될 것이라는 것이 반대의 이유였다. 더욱이 이 계획에 무려 30억 달러가 필요하다는 것이 알려지자 다른 생물학 연구에 들어갈 연구비에까지 영향을 미칠 지도 모른다는 것을 걱정한 과학자들이 이 계획에 반대하였다. 그러나 이 자리에는 DNA 염기서열결정법을 개발해 노벨화학상을 받은 하버드대학의 길버트 박사와 DNA의 이중나선 구조를 밝힌 왓슨 박사도 함께 있었다. 이들은 반대 세력에도 불구하고 절대적인 지지를 보여주었고 자칫하면 묻혀버렸을 수도 있었던 인간게놈프로젝트에 날개를 달아주었다.

처음 연구는 1986년에 미국 에너지성에서 시작되었다. 에너지성은 방사선으로 인한 돌연변이에 전문가인 유전학자들이 많이 모여 있는 곳이다. 1988년에는 미국립보건연구소가 인간게놈 해석에 적극적으로 동참하였고, 1988년 9월에 왓슨이 초대 책임자로 선정되면서 인간게놈프로젝트는 필요한 자금을 확보함은 물론 세계적으로 연구의 당위성을 인정받게 되었다. 그리고 결국 미국 주도하에 18개국이 지원하면서 1990년에 본격적으로 연구가 시작되었다.

그러나 왓슨의 노력과 활약은 1991년 국립보건연구소의 소장이 바뀌면서 제약을 받기 시작하였다. 이전의 소장과 달리 새로 온 소장은 왓슨과 사사건건 충돌했기 때문이다. 논쟁의 주된 원인은 연구결과를 정부가 특허 취득하여야 한다는 소장의 주장과, 특허로 인해 과학의 발전이 몇몇 사람의 소유가 되어서는 안 되고 오히려 모두가 활용하도록 적극 공개해야 한다는 왓슨의 주장이 엇갈렸기 때문이다. 이러한 논쟁과 서로간의 불신 끝에 결국 1992년 왓슨은 인간게놈프로젝트의 책임자 자리를 스스로 그만 두고 말았다. 이때 연구결과를 특허로 내야한다고 주장한 쪽에 있었던 연구원 중 하나가 후에 셀레라지노믹스 회사를 설립한 크레이그 벤터(Craig Venter)이다. 왓슨의 후임으로는 미시간대학교의 콜린스(Francis Collins)가 선정되었으며, 이후 콜린스 박사는 인간게놈프로젝트의 총 책임자로서 2001년까지 이 프로젝트를 이끌게 되었다.

염색체에서 유전자의 위치를 먼저 파악하고 그 염기서열을 밝히는 것을 목표로 한 인간게놈프로젝트가 처음 시작되었을 때는 지금과 비교할 수 없을 만큼 많은 비용과 노력을 필요로 했다. 지금은 염기서열 하나를 분석하는데 불과 600원 정도가 소요되지만 처음에는 10,000원 이상의 비용이 필요했다. 또 지금은 한 실험실에서 1년에 100만개 이상 해독할 수 있을 정도로 기술이 발달하였지만 처음에는 시간도 20배 이상 걸렸다. 어쨌든 연구는 꾸준히 진전되었고 연구에 참여한 과학자들은 1996년에 모여 분석이 완료된 유전자 자료는 24시간 이내에 모두에게 공개한다는 원칙, 즉 '버뮤다 원칙(Bermuda Principles)'을 발표하였다.

인간게놈프로젝트가 한창 진행 중일 때 흥미로운 일이 발생했다. 특허를 주장하며 왓슨과 맞섰던 크레이그 벤터가 1998년 5월 셀레라지노믹스라는 독자적인 회사를 설립한 것이다. 셀레라지노믹스는 수퍼컴퓨터를 이용해 국제컨소시움 팀보다 먼저 인간게놈프로젝트를 완료하겠다고 선언하였다. 더욱이 버뮤다 원칙을 무시한 채 유전자 정보를 유료로만 공개하겠다고 발표함으로써 이 프로젝트를 지원하던 각국을 긴장시켰다. 이에 자극받은 연구팀은 더욱 박차를 가했고 결국 2000년 6월 백악관에서 유전자 지도 초안을 공개하게까지 되었다. 그리고 마침내 2001년 2월, 인간게놈프로젝트의 99% 완성본을 셀레라지노믹스와 동시에 발표함으로써 치열했던 경쟁은 일단 결실을 보게 되었다.

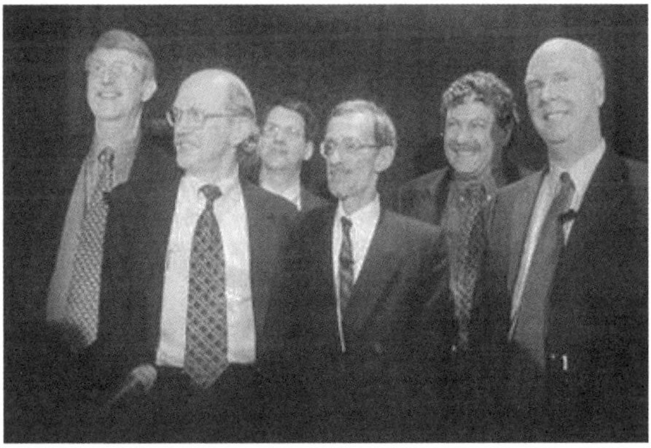

5-2. 인간게놈프로젝트의 주역들

국제컨소시움 팀은 2월 15일 영국 과학잡지인 '네이처(Nature)'에, 셀레라지노믹스는 2월 16일 미국 과학잡지인 '사이언스(Science)'에 각각 그들의 연구결과를 발표하였다. 같은 주제를 가진 두 개의 연구집단이 동일한 시기에 서로 다른 과학지에 발표하는 경우는 과학사에서 흔치 않은 일이다. 이 사실만으로도 두 연구팀간의 자존심을 건 경쟁이 얼마나 치열하였으며, 무료 공개를 천명한 국제컨소시움 팀과 유료로 자료를 제공함으로써 이윤을 추구하려는 셀레라지노믹스의 소리 없는 전쟁이 얼마나 격렬하였는지 짐작할 수 있다.

● 결과

이처럼 치열했던 인간게놈프로젝트, 그 안에 숨겨진 비밀은 무엇이며 이를 통해 우리가 알아낸 것은 무엇일까? 인간게놈프로젝트가 우리 미래에 던져주는 청사진은 과연 무엇일까?

먼저 인간 게놈은 총 31억 6,740만 개의 염기로 이루어져 있다는 것을 알게 되었다. 여기서 확인된 SNP(single nucleotide polymorphism)는 약 140만 개 정도이며, 개인간 DNA 염기서열은 서로 99.9% 이상 일치하는 것으로 밝혀졌다. 여기서 SNP는 단일염기다형성이라고 번역되는데, 우리가 얼굴이 조금씩 다르듯이 유전자의 일부 염기서열이 조금씩 다른 것을 의미한다. 얼굴 모습이 다르더라도 살아가는데 지장이 없듯이 조금 차이가 나더라도 기능상 아무런 문제가 없는 것이 SNP이다. 이런 점에서 SNP는 돌연변이와 구별된다. SNP는 마치 지문처럼 서로를 구별하는 지표는 되지만 질병의 원인은 아니라는 것이다. 그럼에도 불구하고 어떤 SNP는 여전히 심각한 질병과 연관되어 있을 거라고 대부분의 과학자들은 믿고 있다. 예를 들면 특정 인종이 더 잘 걸리는 유전병이 있고 그것이 인종간 SNP 차이 때문일 것이라는 추측이다. 사람의 유전자는 예상처럼 총 30,000개 정도라는 사실도 다시 한 번 밝혀졌다. 두 개의 연구집단이 서로 경쟁하여 그 결과를 내놓았기 때문에 그것은 오히려 각자의 연구가 정확했는지 서로 비교 검토할 수 있는 기회가 되기도 하였다.

인간게놈프로젝트가 최종 완성된 것은 2003년 4월이다. 이때 99.99%의 염기서열이 공개되었고 0.01%는 앞에서 말한 것처럼 자연스런 SNP에 해당하기 때문에 무시해도 좋았다. 따라서 사실상 100% 완성된 것으로 인정되었다.

● 응용

인간게놈프로젝트의 결과 21세기의 바이오테크놀로지는 뭐니뭐니해도 의학 분야에서 가장 눈부신 발전을 보일 것으로 전망된다. 단순히 어떤 질병을 치료하는 수준이 아니라 각 개인의 유전정보를 알아내어 그 사람에게만 특효인 맞춤 치료제 개발이 가능할 것이고 그럼으로써 부작용이나 후유증이 지금보다 훨씬 적게 될 것이다. 유전정보를 이용하면 질환에 걸리기 전에 미리 예방하는 것도 가능하다. 지금은 신약을 개발해도 동물실험과 임상실험을 최소한 수년간 실시한 다음에야 안전성을 검증받아 상용화할 수 있지만 앞으로는 환자의 유전정보를 미리 알고 있기 때문에 약물효과에 대한 컴퓨터 시뮬레이션만으로 모든 절차를 간소화할 수 있을 전망이다.

● 미래

인간 게놈에 대한 정보를 이용하여 획기적으로 암을 치료하고 선천성 질환을 정복하는 유전자치료(gene therapy)가 보편화될 것으로 예상된다. 이는 지금까지의 의술과는 전혀 다른 것으로 인류 역사상 가장 큰 전환점이 될 것이 분명하다. 원하는 장기나 조직만을 따로 배양해 내는 조직배양도 유전정보를 이용하면 훨씬 쉬울 것이기에 장기 이식을 원하는 사람들에게 획기적인 복음이 될 것이다.

인류 집단 간의 비교는 물론, 인류의 기원과 이동에 대한 정확한 연구가 가능하게 될 것이고, 인류 탐구에 대한 새로운 출발점이 될 수 있을 것이다. 인간게놈프로젝트는 또한 다른 생물들의 게놈프로젝트를 촉발시켜서 사람이 동식물과 어떻게 다른지, 의식과 지능은 어떻게 생기는 것인지 등 진화 과정에 대한 구체적인 해답을 찾을 수 있게 될 것으로 기대된다.

그러나 비록 인간게놈프로젝트를 통해 전체 게놈의 분석이 끝난다 하더라도 이를 실제로 이용하기 위해서는 아직 해야 할 일이 많다. 이 엄청난 데이터를 빠르게 운용할 수 있는 컴퓨터 정보 기술이 뒤따라 주어야 하고, 유전자끼리 상호 어떻게 영향을 미치는지를 밝혀내야 한다. 그리고 이렇게 저장된 개인의 유전정보가 노출되었을 때 혹시 있을 지도 모르는 사회적 문제에 대한 논의도 있어야 할 것이다.

사실 인간게놈프로젝트의 영향력과 파급 효과는 그 어느 누구도 전혀 예상하지 못한 방향으로 나아갈 수 있다. 그 영향력이 인류의 행복과 삶의 질을 향상시키는 좋은 방향으로 나아갈지, 아니면 역사 이래 그 어떠한 재앙보다도 더 치명적인 것이 될 지는 이제 우리 모두의 몫이라고 해도 과언이 아닐 것이다.

● 우리나라와 인간게놈프로젝트

인간게놈프로젝트는 미국과 영국, 프랑스, 중국, 일본 등 18개국 이상의 나라들이 함께 참여한 생물학 사상 최대의 프로젝트이다. 이제 인간게놈프로젝트가 완성되었지만 이들 국가들은 21세기 바이오테크놀로지의 선점을 차지하기 위해 앞으로도 더 많은 투자와 지원을 하겠다고 약속하고 있다. 게놈 정보가 모두에게 자유로이 공개된다 하더라도 10년 이상 계속된 인간게놈프로젝트에서 쌓은 노하우와 기술력을 가진 쪽이 앞으로도 유리하리라는 것은 두 말할 필요도 없을 것이다.

이런 이유에서 우리나라가 인간게놈프로젝트에 직접 참여하지 않았다는 것이 그만큼 아쉬울 수밖에 없다. 잘못하면 여타 과학뿐만 아니라 문화 · 산업 전반에서 후진국이 될 것이며 경제적으로도 엄청난 피해를 입을 수 있기 때문이다. 그나마 다행스러운 점은 우리나라가 인간게놈프로젝트에 직접 참여하지는 않았지만 몇몇 과학자들이 그 연구팀에 포함되어 중요한 역할을 많이 하였다는 점이다. 그리고 뒤늦게나마 국내에서도 게놈의 중요성을 인식해 얼마 전부터 이 연구에 뛰어들었다는 점이다. 대전에 위치한 한국생명공학연구원(유전공학센터의 현재 이름)이 국내에서는 가장 폭넓은 게놈연구를 수행하고 있는 곳인데 1996년에 게놈연구센터를 설립하였고, 1999년에는 10년 계획으로 1천억원 규모의 인간게놈기능연구사업단을 유치하였다. 인간게놈기능연구사업단은 뒤늦게 시작한 연구방향을 한국인에 흔한 위암과 간암 유전자 쪽으로 맞추는 등 틈새를 공략하는 데에 초점을 맞추고 있다.

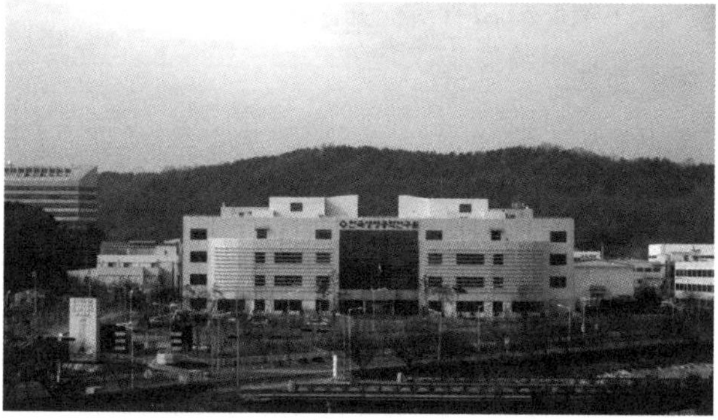

5-3. 한국생명공학연구원

제6장

포스트게놈 시대

포스트게놈(post-genome) 시대는 사람뿐만 아니라 우리 생활과 밀접한 주변 생물들의 유전자 정보를 모두 밝혀낸 이후를 말하는 것이다. 가축들의 유전자를 모두 알아내면 더 많은 고기와 우유를 생산할 수 있고, 벼와 보리의 유전자를 모두 알아내면 더 많은 수확을 거두어 식량난을 해결할 수 있다. 초파리나 생쥐 등 실험동물들의 유전자를 정복하면 질병 유전자를 알아내어 각종 임상시험이 가능해지고 그로 인해 건강한 삶과 수명 연장이 보장될 수 있다. 바로 이것이 게놈프로젝트가 왜 필요한가의 이유이다. 게놈프로젝트의 완료와 함께 유전자의 구조가 하나둘씩 밝혀지면서 이제는 각 유전자의 기능을 좀 더 자세하게 연구할 필요가 생겼다.

DNA의 유전정보는 최종적으로 단백질로 발현되어야 가치가 있는 것인 만큼 21세기는 단백질에 대한 연구인 프로테오믹스(proteomics) 시대로 자연스럽게 이어질 것이다.

● 프로테오믹스

인간게놈이 완전하게 해독됨에 따라 앞으로는 단백질을 본격적으로 연구하려는 움직임이 매우 활발히 전개될 것이다. 유전자 전체를 통칭하는 게놈에 상대되는 의미로 우리 몸의 단백질 전체를 프로테옴(proteome)이라 한다. 즉 20세기가 유전자를 연구하는 게노믹스(genomics)의 시대였다면, 21세기는 유전자의 산물인 단백질을 연구하는 프로테오믹스 시대로 점차 옮겨가고 있는 것이다. 생명의 신비를 알기 위해 시작한 게놈프로젝트가 프로테오믹스로 완결되는 것이다. '프로테옴 프로젝트'를 통해서 아직 밝혀지지 않은 단백질들의 기능을 새로 밝혀 인류의 질병을 정복하고 인체의 신비를 이해할 수 있을 것으로 기대된다.

● 우리나라의 포스트게놈 대책

우리나라도 포스트게놈 시대를 겨냥한 여러 정책과 연구를 시행하고 있다. 한국인 특유의 SNP를 알아내는 것이 바로 그것이다. 다행히 우리는 단일민족이기에 한국인 특유의 게놈 연구가 비교적 용이하다는 장점이 있다. 한국인 특유의 SNP를 모조리 검색해내면 이를 이용한 연구와 의학적, 산업적 이용이 가속화될 것으로 기대된다. 이외에도 벼게놈프로젝트, 배추게놈프로젝트처럼 농업에 필요한 게놈 분석과 김치발효균 게놈프로젝트처럼 전통식품에 이용할 수 있는 연구도 진행 중에 있다. 암 중에서 한국인에 최고로 많은 위암과 관련된 헬리코박터 파이로리(Helicobacter pylori) 게놈 분석도 진행 중에 있다.

● 포스트게놈 시대의 명암

인간게놈프로젝트에 따른 문제점은 무엇일까?

① 개인정보의 보호

포스트게놈 시대에는 개개인의 유전정보가 모두 노출될 수밖에 없기 때문에 신상자료와 정보에 대한 보호 문제가 대두된다. 지금도 주민등록번호 같은 개인 정보가 유출됨으로써 각종 범죄가 성행하고 이것이 그 당사자에게 얼마나 큰 피해와 정신적 고통을 가하는가를 생각해보자. 만일 개인의 유전정보가 인터넷으로 퍼져나가 버린다면 그 결과는 얼마나 혹독할 것인가? 지금도 신입사원 채용이나 보험 가입 시에 가계력을 조사해 유전질병을 일으킬 확률이 높은 사람에게는 공공연히 불이익을 주고 있다. 그만큼 유전정보의 노출은 한 개인이 사회의 구성원으로 활동하는데 많은 제약과 불이익을 줄 수 있으므로 본인의 동의없이 상업적으로 이용되거나 범죄에 악용되지 않도록 보호되어야 할 것이다.

② 유전자치료의 남용, 오용, 악용

유전 질환을 고치기 위해 건강한 유전자로 바꾸어주는 유전자치료(gene therapy)를 제외하고, 단순 성형이나 미용을 위한 유전자 변형에 대해 생각해보자. 예를 들어 키를 크게 한다든지 쌍꺼풀을 만드는 것이 태어나기도 전에 간단히 유전자를 조작하는 것만으로 가능하다면 어떻게 될까? 운동신경과 재능발달을 위해, 노래를 잘 부르기 위해, 미술 감각을 높이려고, 천재적 아이큐를 가지기 위해 모두가 유전자를 변형하려고 한다면 결국 그런 유전자들이 암시장에서 거래될 수도 있을 것이다. 미용 효과를 가진 유전자를 재조합하여 원하는 아기를 맞춤식으로 태어나게 할 수도 있을 것이다. 대부분의 사람이 원하는 우수한 형질은 모두 같을 것이므로 앞으로 태어날 아이들의 모습은 모두 비슷비슷할 것이다. 결국 인류는 유전적 다양성을 잃어버릴 것이고 파멸로 치달을 수도 있다.

③ 우생학

유전자 변형은 새로운 차원의 우생학[31]을 유발시켜 사회의 계층화나 불평등 등 심각한 문제를 야기할 것이다. 우량 유전자의 특허를 취득한 연구자나 기업은 막대한 이익을 챙길 것이고, 우량 유전자의 소유권을 가진 개인이나 단체는 그 소유권을 부동산처럼 사고팔게 될 것이다. 그렇게 되면 유전자 조작은 소수의 특정계층에서만 가능해질 것이며, 빈곤층은 더욱 더 소외되어 계층간 갈등의 원인이 될 것이다. 또한 기업이나 몇몇 연구자들은 유전자 조작기술을 공공의 이익이란 측면에서 생각하지 않고 무조건적인 고부가가치의 산물로 보는 과오를 범할 수 있다는 것을 명심하여야 할 것이다. 엄청난 투자와 노력을 기울여 실행한 인간게놈프로젝트가 인류를 위해 차별없이 효용성 있게 사용되어야 함에도 불구하고 잘못 이용될 가능성은 언제나 높다. 과학은 모든 인류에게 고르게 혜택을 주도록 사용되어야 하기 때문에 이를 위해 적절한 법규 마련이 필요하다.

앞에서 살펴본 문제점 이외에도 포스트게놈 시대에는 생각지도 못했던 심각한 문제들이 우리를 위협할 수 있다. 따라서 대비책을 미리 세워 문제점들을 예방해야 할 것이다. 그러기 위해서는 유전자 변형에 대한 확실한 기준과 신속한 심의가 필요하며 이에 대한 규제와 함께 이를 집행할 수 있는 법률적 근거가 하루 빨리 정립되어야 한다. 또한 올바른 유전자재조합을 위해서 일반인들의 건강한 가치관 확립이 필요하다.

31 eugenics. 특정한 집단의 유전적 소질을 향상시키기 위해 우성 유전자를 추구하는 과학.

제7장

유전자치료

인류는 예로부터 셀 수 없을 만큼 많은 질병들의 도전을 받아왔지만 그 때마다 현명하게 대처해 왔다. 한때는 치료가 불가능하던 천연두도 마침내 정복하는 등 그 동안 의학의 여러 분야에서 눈부신 발전을 이룩해 온 것도 사실이다. 그러나 아무리 의학이 발달해도 질병이 근절되기는 커녕 오히려 치료가 더욱 힘든 병이 계속 나타나고 있고 특히 암이나 AIDS 같은 질환들은 아직도 완치가 어려운 실정이다. 더욱이 이런 질환들은 증상이 매우 심각하여 대개는 사망을 초래하기 때문에 환자 자신은 물론이고 환자의 가정이나 사회적으로도 불안 요소가 아닐 수 없다. 따라서 어떤 질병이든지 종식시킬 수 있는 근원적인 치료법을 찾는 것이 건강한 삶을 위해 반드시 필요한 선행 조건이다. 이러한 요구에 부응하여 탄생한 것이 바로 '유전자치료(gene therapy)'이다. 유전자치료는 시작 초기부터 지대한 관심을 불러 일으켰으며 인간게놈프로젝트의 완성과 더불어 빠르게 발전하고 있다.

유전학자들은 근원적인 치료의 열쇠를 '유전자(gene)'에서 찾고자 한다. 그리고 인간게놈프로젝트가 바로 이런 정보를 주고 있다. 유전자치료의 기본 개념은 생명현상의 근본이 유전자이므로 유전자 차원에서의 치료야말로 가장 궁극적인 치료라는 것에서 출발한다. 즉 유전자치료는 유전적 결함이 있는 환자에게 정상적인 유전자를 넣어 주어 그 결함을 치료하고자 하는 기술이다.

인간게놈프로젝트의 결과 이제 곧 각종 암과 질병에 관련된 유전자들이 그 모습을 드러내게 될 것이다. 인간 게놈을 밝히려는 노력의 궁극적인 목적은 생명을 연장하며 질병을 이겨내어 보다 더 건강한 삶을 향유하기 위해서이다. 짧은 역사이지만 그동안 유전자치료가 우리에게 보여준 잠재력은 참으로 놀랄만하다. 21세기 미래 의학으로서 유전자치료는 이미 우리 생활 속에 깊숙이 들어와 있다. 소위 유전공학이니 유전자재조합 기술이니 하는 첨단 기법들과 함께 유전자치료는 금세기 최고의 기술 혁명이라 할 수 있다.

● 유전자치료의 시작

유전자치료가 가능하게 된 근원에는 오스트리아의 수도승 멘델이 있다. 멘델은 1866년 "식물 잡종에 관한 연구"라는 논문을 통해 유전법칙을 세상에 발표하였는데 그의 뛰어난 점은 당시 신의 지배하에 있는 것으로만 믿어져 왔던 유전현상을 인위적 실험을 통해 이해하려 했다는 점이다. 이 유전물질이 바로 우리가 잘 알고 있는 DNA이다. DNA의 인위적인 조작을 통해 생명의 재조합이 가능하다는 개념 또한 이로부터 확립된 것이다.

1976년에 암유전자(oncogene)가 최초로 보고되었고, 1980년대 들어서면서 여러 가지 암유전자 및 대사 이상에 관련된 유전자들이 연속적으로 분리되었다. 1980년대 말에는 유전자 검사로 '출생전 진단(prenatal diagnosis)'이 가능해졌고 이로 인해 선천성 대사이상을 가진 어린이의 출생을 예방할 수 있게 되었다.

그러나 출생전 진단으로는 치료 효과를 기대할 수가 없고 특히 암처럼 가족력이 약한 질환에는 응용이 어렵다는 한계가 있어 보다 직접적인 치료법 개발이 학자들 사이에서 끊임없이 요구되었다. 그리고 마침내 인류 역사상 처음으로 인간 스스로의 유전자를 재조합하는 유전자치료가 탄생된 것이다. 유전자치료의 현재까지 결과는 처음에 기대했던 것보다 훨씬 고무적인 것으로 확인되고 있다.

● 유전자치료의 방법

1990년 9월 14일은 처음으로 유전자치료를 실시한 역사적인 날이다. 환자는 당시 4살난 아산티(Ashanthi V. DeSilva)라는 여자아이였다. 이 어린이의 병명은 아데노신탈아미노효소 결핍증(adenosine deaminase deficiency)[32]으로 효소 유전자가 고장나 면역성이 전혀 없는 무서운 병이다. 확률은 100,000명 중 한 명이 걸릴까 말까한 매우 희귀한 질병이다.

생명공학자들은 아산티의 혈액을 채취해 백혈구(T 림프구)만 따로 분리한 다음 여기에 정상적인 아데노신탈아미노효소 유전자를 이식해서 어린아이에게 재주사해 주었다. 그리고 그 결과 백혈구가 정상적으로 면역성을 되찾은 것을 확인할 수 있었다. 당시에 아산티말고도 이 방법으로 치료받은 어린이가 두 명 더 있었는데 이들 모두 지금까지 건강하게 지내고 있다. 이들은 유전자치료가 없었더라면 벌써 사망했을 어린아이들이다.

그러나 아직 이 치료법은 완전하지 못하다. 3~6개월마다 정기적으로 치료를 되풀이해야 하기 때문이다. 사용한 백혈구의 수명이 3개월 정도이기 때문에 유전자 조작한 백혈구가 수명을 다하면 넣어준 유전자도 함께 소멸되어 버리기 때문이다. 이 때문에 유전학자들은 백혈구 대신 줄기세포(stem cell)[33]에 유전자 이식을 하려는 연구를 진행 중에 있다. 줄기세포란 스스로 복제하여 새로운 세포를 계속 만들어내는 세포이다. 줄기세포에 어떤 유전자를 이식하면 새로 만들어지는 모든 세포들에는 자동적으로 이식해준 유전자가 전달되어 영구적인 치료가 가능해진다.

또한 유전자치료를 위해서는 유전자를 어떻게 세포내로 전달하느냐가 관건이다. 이를 위해 자연적으로 사람 세포에 기생하는 각종 바이러스(감기 바이러스, 간염 바이러스, AIDS 바이러스 등)를 이용해 넣어주는 방법들이 개발되어 있고, DNA 총(DNA gun)[34]같은 물리적 도구를 이용하기도 한다. 심지어는 DNA를 근육에 직접 찔러 넣기도 한다. 한 가지 분명한 것은 이제 우리는 과거에 경험하였던 것과 전혀 성격이 다른 새로운 의학의 장을 열었다는 것이다. 최초의 유전자치료가 성공적이라는 것은 우리에게 그만큼 시사하는 바가 큰 것으로 장차 암과 같은 질환들의 정복도 결국은 우리 노력에 달려 있음을 분명히 말해 주는 것이다. 바이오테크놀로지는 어제 불가능하였던 것을 오늘 가능하게 만들어 주고 있다. 유전자치료는 그 자체가 인류를 암과 같은 무서운 질환에서 곧 구원하기 위한 노력의 결실인 것이다.

32 DNA와 RNA의 구성성분인 아데노신의 아미노기를 가수분해하여 탈아미노화 시키는 효소. 유전적으로 이 효소가 결핍되면 면역력이 없다.

33 미분화 상태의 세포. 적당한 조건만 주어지면 신체 각 부분으로 분화해 나갈 수 있다.

34 DNA를 뭉쳐서 마치 탄환처럼 만든 다음 이를 세포 안으로 쏘아 넣을 수 있는 장치.

● 암의 유전자치료

암은 암을 억제하는 유전자와 암을 유발하는 유전자 사이의 부적절한 균형에 의해 발병하는 것이기에 근본적인 치료를 위해서는 유전자 차원에서의 치료법이 강구되어야 한다. 현재 암을 치료하기 위한 유전자치료로는 종양억제유전자를 암세포에 넣어 주는 일, 자살유전자(suicide gene)를 암세포에 넣어 주는 일, 면역세포의 항암 효과를 증대시켜 주는 일, 암 백신을 개발하는 일 등이 시험 중에 있거나 연구 중에 있다. 다음의 예는 면역성을 증대시켜 암을 치료하는 면역세포치료법이다.

① 면역세포치료법

환자의 암조직을 조금 떼어내면 여기에는 백혈구의 일종인 면역세포(T 림프구)가 함께 붙어있다. 원래 T-림프구는 우리 몸에 해로운 물질을 알아차리고 붙어 싸우는 것이 임무이다. 암세포는 정상적인 세포가 아니기 때문에 T-림프구가 알아차리고 달라붙어서 퇴치하려고 한다. 이때 T-림프구가 암세포와 싸워 더 강하면 암에 걸리지 않지만, 스트레스 등의 이유로 T-림프구가 약해지면 암세포를 찾아는 가되 싸움에 져서 그냥 붙어만 있게 된다. 떼어낸 암조직에서 T-림프구만 따로 분리하고, 여기에 강력한 항암유전자(예를 들어 인터페론 등)를 이식해준 뒤 다시 몸에 주사해 넣어주면 이제 T-림프구는 엄청 강해졌고, 그러면서도 암세포의 모습을 기억하고 있어서 암세포만 골라서 찾아가 싸워 죽일 수 있다. 이것이 암세포만 골라 치료하는 면역치료법이다.

면역세포치료법은 1990년대 초반에 시작되어 그 역사는 짧지만 그동안 항암유전자의 종류도 많아졌고 또 이의 기능을 더욱 강화시키는 연구도 아주 활발하게 진행되어 왔다. 최근에 간암 환자 150명을 대상으로 시술한 결과에 대한 보고를 보면 평균 생존기간이 2배로 증가했으며 재발률도 절반으로 감소했다고 한다. 간암외에도 뇌종양, 전립선암, 폐암 환자들에게 면역세포치료법을 시술한 결과 평균적으로 20~60%의 종양 억제 효과가 관찰되었다는 보고도 있다.

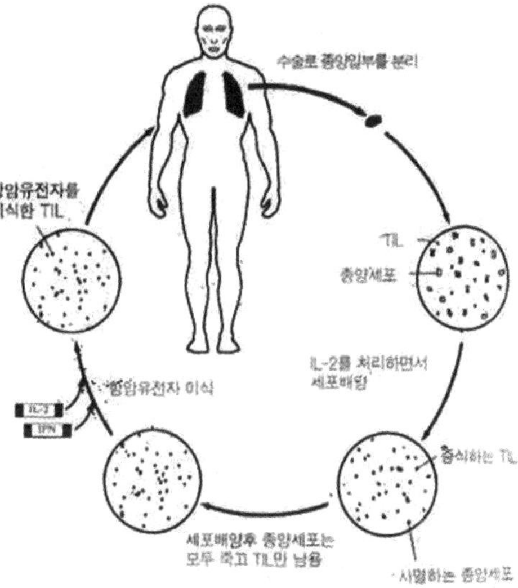

7–1. 면역세포치료법

면역세포치료법은 자기 세포를 이용하기 때문에 부작용이 없다는 것이 최고의 장점이다. 그러나 아직 면역세포치료법이 대중화되려면 몇 가지 넘어야 할 산이 있는데 첫째, 모든 환자에게 효과가 있는 것이 아니라는 점이다. 그 이유는 아직 정확하지 않은데 아마도 어떤 환자의 면역세포는 암세포마저도 자기 세포로 인식을 하기 때문에 항원[35] 효과를 보이지 않는 것이 아닌가 생각된다. 이 점은 앞으로도 계속 연구가 필요한 부분이다. 둘째는 효과에 비해 가격이 너무 비싸다는 것이다. 그리고 개인 맞춤별 치료라서 좋기는 하지만 대량화가 어렵다는 것도 문제 중 하나이다. 그럼에도 불구하고 잘 듣는 환자에게서는 100% 완치도 가능하기 때문에 꿈의 치료법으로 기대를 모으고 있다. 면역세포치료법은 아직 공식적으로는 승인되지 않은 상태이기 때문에 화학요법과 방사선요법 등 모든 치료가 실패한 말기 환자에게만 시술이 가능하다. 다음은 림프구치료법외에도 유전자치료에 흔히 사용하는 몇 가지 전략들에 대한 간략한 소개이다.

35 자기의 것이 아닌 외부로부터 들어온 병원체 또는 해로운 물질.

① 자살 유전자치료

이 방법은 티미딘키나제 효소(thymidine kinase)[36] 유전자가 있는 세포는 갱사이클로비어(ganciclovir)라는 항생제에 약한 특성을 이용한 유전자치료이다. 즉 환자의 암조직에 티미딘키나제 효소 유전자를 집어넣고 환자에게 갱사이클로비어를 처방하면 암세포들이 모두 죽는 것이다. 특히 이 요법은 뇌종양 치료에 유효한 것으로 잘 알려져 있다. 티미딘키나제 유전자를 그냥 뇌에 주사할 수는 없기 때문에 유전자를 바이러스에 재조합한 뒤 이를 자기공명영상장치(MRI)를 이용해 뇌종양 부위에 직접 주사한다. 이렇게 하면 뇌종양 속에서 바이러스가 계속 만들어져 주변 종양세포들에 퍼져 들어가면서 티미딘키나제 유전자를 전체 암조직에 전달하게 된다. 그런 뒤에 환자에게 갱사이클로비어를 투여하면 뇌종양 세포들만 죽는 것이다.

바이러스의 장점중 하나는 분열하는 세포에만 감염된다는 것이다. 그러므로 암세포에만 티미딘키나제 유전자를 감염시키고 정상적인 뇌세포는 건드리지 않는다는 장점이 있다. 때로는 암조직에 바이러스를 감염시킬 때 감염율이 100%가 못될 때도 있다. 이러면 이론상 암세포가 근절되지 못하는데 연구에 따르면 이것 역시 큰 문제가 되지 않는다. 방관자 효과(bystander effect)[37]라 불리는 현상 때문이다. 이 효과에 의하면 전체 종양세포 중 60%만 감염되도 미처 감염되지 않은 주위의 다른 종양세포들이 함께 죽는다는 것이다. 같은 암조직내의 세포들은 서로 영양분과 산소를 긴밀히 주고받기 때문에 옆의 세포가 죽으면 자동적으로 이러한 공급이 제한되어 따라 죽는 것으로 생각된다.
자살유전자 치료는 치료받은 사람들에게서 종양 크기가 현저히 줄어드는 것이 관찰되었으며 아직까지 아무런 부작용도 관찰되지 않았기 때문에 앞으로 기대되는 유전자치료 중 하나이다.

36 티미딜산의 생성을 촉진하는 효소

37 세포는 주변의 다른 세포들과 영양분 및 산소를 서로 주고받는다. 때문에 옆의 세포가 죽으면 그 영향으로 다른 세포들도 연쇄적으로 사멸하는 현상을 말한다.

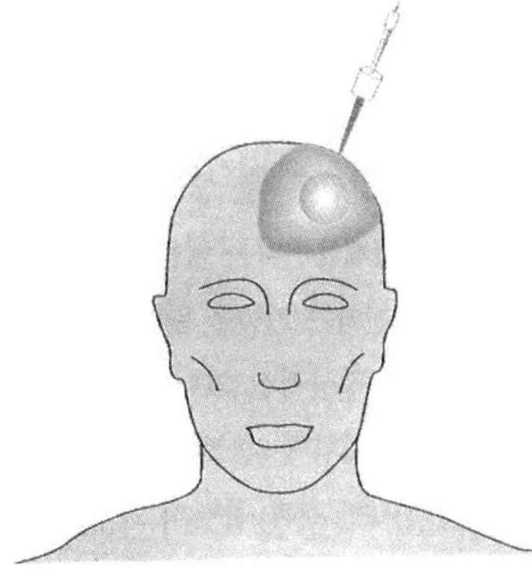

7-2. 자살유전자치료법

② 바이러스요법

암은 분열하는 세포들로 구성되어 있으므로 바이러스를 이용한 유전자치료가 가능하다. 대개는 암억제유전자가 재조합된 바이러스를 환자의 종양 부위에 직접 주사하게 된다. 이 방법은 안전성 때문에 아직은 화학요법이나 방사선요법 등 일반적인 치료가 모두 실패한 일부 말기의 환자에게만 선택적으로 실시되고 있으나 동물 실험에서는 상당한 효과가 있는 것으로 알려져 있다.
가장 흔히 넣어주는 암억제유전자는 p53이라고 불리는 단백질의 유전자이다. 많은 보고에 따르면 상당수의 암이 이 유전자가 기능을 잃었을 때 유발되는 것으로 알려져 있다. 따라서 암세포에다가 정상적인 p53 유전자를 이식하면 암억제 효과가 되살아난다는 것이다. 동물 실험에 의하면 종양 부위에 직접 p53 유전자를 재조합한 바이러스를 주사한 결과 종양의 크기가 현저하게 줄어든 것으로 알려져 있다. 때로는 p53를 재조합한 감기바이러스를 사용하기도 한다. 한편 보다 확실한 치료 효과를 기대하기 위해서 종종 바이러스 요법은 화학요법과 병행하여 실시하기도 한다.

③ MDR-1 유전자치료

MDR-1(multidrug resistance type 1) 유전자는 각종 항암제에 대한 세포의 내성을 높여주는 유전자이다. 항암제를 강하게 투여할 때의 문제점은 암세포뿐만 아니라 정상 세포까지도 죽게 된다는 것인데 이 때문에 화학요법은 보통 그 투여량에서 제한을 받게 마련이다. 항암제를 투여하기 전에 미리 암조직 주변에 있는 정상세포에 MDR-1 유전자를 이식해 놓으면 정상세포들의 내성이 증가하므로 강하게 항암제를 투여해 암세포만 죽일 수 있을 것이다. MDR-1 유전자치료는 뇌 종양, 진행성 난소암 등을 대상으로 현재 연구 개발 중에 있다.

④ 종양 백신

이것은 암세포에 유전자 조작을 가하여 종양 백신으로 사용하고자 하는 전략이다. 암조직에서 분리한 종양세포에 항암성을 나타내는 사이토킨(cytokine) 유전자 등을 이식하여 사람에게 주사하면 이 종양세포에 대한 면역체계가 생긴다는 것이다. 동물실험에서 보면 이 방법이 어느 정도 효과가 있는 것으로 보이긴 하지만 이미 크게 발달한 종양을 완전히 억제할 수 있는지는 확실하지 않다. 사람에게는 보통 2 주 간격으로 3 회 정도 주사하는 것이 보통이다. 종양 백신의 결과에 대해서는 아직 뚜렷한 보고가 없으나 결장암, 유방암 등에 응용하고자 연구가 진행되고 있다.
지금까지 소개한 것 이외에도 암을 정복하기 위하여 유전자치료의 다양한 전략들이 계속 연구 개발되고 있다. 때로는 알려진 방법들을 동시에 병행하여 사용함으로써 보다 효율적인 치료를 기대할 수 있을 것이다.

● 유전자치료의 전망

유전자치료는 아직 그 용어가 낯설 정도로 매우 짧은 역사를 가지고 있다. 그럼에도 불구하고 유전자치료에 거는 기대가 큰 이유는 건강에 대한 현대인의 불안감이 그만큼 크기 때문일 것이다. 유전자치료의 대상이 암이나 유전병처럼 종래의 방법으로는 완치될 수 없는 질병들이라는 것도 그 이유 중의 하나일 것이다. 생명현상의 근본은 유전자이므로 유전자 차원에서의 치료야말로 가장 궁극적인 치료라는 것이 유전자치료의 기본 개념이다. 그러나 아직 유전자치료는 해결해야 할 숙제를 많이 안고 있다.

유전자치료는 인류가 경험해 본 적이 없는 전혀 새로운 시도인 만큼 예측하지 못한 위험도 있을 수 있다. 더욱이 역사가 너무 짧아서 필요는 하지만 부작용을 살펴볼 만큼의 충분한 시간적 여유가 없었다는 것도 문제이다. 유전자치료에 있어서 가장 큰 문제는 역시 안전성과 사회 · 윤리적 측면의 문제들이다. 가장 염려스러운 것은 유전자치료가 우생학적 목적을 위해 악용되지 않을까 하는 것이다. 만일 어떤 사람이 질병 치료를 목적으로 하지 않고 단지 남보다 우수해지기 위해 유전자치료를 사용한다면 이는 자연 법칙에 위배될 뿐만 아니라 인류 진화를 마음대로 조정해도 될 것인가 하는 윤리적인 문제에까지 연결되는 것이다. 특히 우려되는 것은 정자나 난자 등 생식세포에 유전자치료가 시행된다면 자손의 형질을 마음대로 변화시키게 될 것이고 그로 인해 더욱 큰 혼란이 야기될 것이라는 점이다.

유전자치료에 대해 긍정적인 면이 강한 것은 사실이지만 아직은 부정적인 시각도 무시할 수 없다. 긍정적이라는 것은 유전자치료가 그동안 보여준 잠재력이 기대 이상으로 컸기 때문에 우리에게 희망을 안겨준다는 뜻이고, 반면 부정적이라는 것은 잘못 사용할 경우 인류 스스로가 자멸하는 위기를 초래할 수도 있다는 뜻이다.

이미 유전자치료는 그 첫걸음을 내디뎠으며 이 첫 발걸음은 밝은 미래를 창조하기 위한 힘찬 걸음이고 건강한 인류 사회를 만들기 위한 우리의 굳은 의지이다. 멀지 않은 미래 언젠가는 유전자치료가 보편적인 치료로 자리 잡을 날이 분명히 올 것이다. 그러기 위해서는 예측 가능한 위험은 철저하게 파악하여 미리 피해야 할 것이다. 어쩌면 지금은 지나친 우려인 것처럼 보일지 몰라도 모든 면에 충분히 주의하면서 단계별로 발전시켜 나간다면 유전자치료에 대한 우리의 신뢰감은 더욱 높아질 것이다. 따라서 기술적인 면을 보완하면서 적절한 규제를 통해 현명하게 사용한다면 멀지 않은 장래에 유전자치료는 "질병 없이 오래 사는 것"을 실천하기 위한 꿈의 치료법으로서 우리 기대에 부응할 것이다.

현재 시도 중인 유전자치료의 예

암의 종류	유전자치료 실시회수	사용 유전자
뇌종양(Brain tumors)	6	Thymidine kinase
뇌종양(Brain tumors)	1	IGF-1
뇌종양(Brain tumors)	1	MDR-1
유방암(Breast cancer)	1	Interleukin-4
유방암(Breast cancer)	2	MDR-1
결장암(Colorectal cancer)	2	Interleukin-2
결장암(Colorectal cancer)	1	HLA-B7+β 2-microglobulin
악성흑색종(Malignant melanoma)	1	Tumor necrosis factor
악성흑색종(Malignant melanoma)	1	Interleukin-4
악성흑색종(Malignant melanoma)	1	γ -Interferon
악성흑색종(Malignant melanoma)	1	B7 co-stimulatory molecule
신경모세포종(Neuroblastoma)	1	Interleukin-2
난소암(Ovarian cancer)	2	MDR-1
난소암(Ovarian cancer)	1	Thymidine kinase
신세포암종(Renal cell carcinoma)	4	Interleukin-2

제8장

인공장기

노후된 자동차의 부품을 바꾸듯이 제 기능을 발휘하지 못하는 심장, 간, 신장, 췌장, 연골 등을 온전한 것으로 갈아 끼우는 장기이식은 의학적으로 대단히 중요한 것이다. 문제는 이식할 장기가 절대적으로 부족하다는 점이다. 이식을 기다리는 사람들은 많고, 필요로 하는 장기의 수요도 많으나 이식할 장기가 태부족이기 때문에 이식을 받으면 살 수 있는 사람들도 미처 맞는 장기를 구하지 못해서 죽는다든지, 혹은 암거래로 장기를 매매하는 부작용이 생기기도 하는 것이다. 우리나라에서도 최근 중국에 나가 장기를 구하는 등 이것이 심각한 외교 문제로까지 번지고 있다. 이러한 문제점을 해결하기 위해 의료진과 과학자들은 바이오테크놀로지로 인공장기를 만드는 일에 관심을 가지게 되었고 점차 그 결실을 보고 있다.

● 인공장기의 현황

기계적 인공장기의 제작은 신소재와 기계공학이 결합되어 발전한 기술이다. 그러나 아직까지도 신체 적응 문제가 풀어야 할 과제로 남아 있다. 왜냐하면 아무리 좋은 소재가 개발되더라도 그 적합성이 인체

조직과 같을 수는 없기 때문이다. 때문에 일정기간 사용하고 나면 부적합하여 재수술을 받거나 교체하야 하는 문제가 뒤따른다. 말은 쉽지만 그렇지않아도 심약한 환자가 그때마다 다시 수술대에 오른다는 것은 대단히 어려운 일이다. 또한 경비 역시 만만치 않아 아직 일반화하기에는 어려운 실정이다.

현재 가장 널리 통용되는 인공장기는 심혈관과 관절계통이다. 인공심장, 인공판막 등 60여종이 개발되어 있고 인공심장혈액펌프, 인공후두, 인공췌장, 인공신장, 인공요관, 인공심폐기, 인공관절 등의 인공장기 역시 개발 중에 있다.

● 조직배양

조직배양을 이용한 인공장기 개발이 최근에 급속한 발전을 보이고 있다. 조직배양이란 신체 각 부위 조직을 조금 떼어내 배양해서 이식용 장기나 근육, 뼈 등을 만들어 내는 기술을 말한다. 사람의 몸은 워낙 재생력이 강해서 이론적으로는 모든 장기를 이런 방법으로 만들어 낼 수 있어야 한다. 그러나 실제로는 조직 그 자체뿐 아니라 그 안에 들어있는 혈관, 신경도 같이 재생해야 하기 때문에 대단히 어려운 작업이고 아직 완전한 성공사례도 없다. 어쨌든 방법은 환자 조직의 일부를 떼내어 미리 만든 틀에다 넣고 배양해서 필요한 장기 모양으로 키워내는 것이다. 조직 배양은 자궁의 원리를 이용한 것으로 배양기 내의 온도, 영양, 산소 등을 자궁과 같게 만들어 주어 마치 태아를 키우듯 조직을 배양하는 것이다.

다소 끔찍해 보이지만 얼마 전 중국에서 코와 귀를 인공적으로 만들어내는데 성공하였다. 토끼 귀에서 연골과 뼈의 세포를 분리해 각각 코와 귀 모양으로 만든 고분자틀에서 배양해낸 것이다. 이것을 쥐의 등에 잠시 이식해 얹어두면 그 안에 혈관이 자라나게 되고 이를 사람에게 이식한 것이다. 고분자틀은 생분해성이라서 인체 내에서 일정기간이 지나면 자연적으로 흡수되어 없어지게 된다. 혹시나 사고로 코와 귀를 잃게 되면 지금은 플라스틱으로 만들어 붙이곤 하는데 플라스틱에는 혈관이 없기 때문에 겨울이면 도저히 부착하고 있을 수 없을 정도로 차가와진다. 그러나 이렇게 생체조직이나 세포를 이용해 만든 인공 코와 귀는 그 안에 혈관이 있어 마치 자신의 코와 귀처럼 따듯하게 유지할 수가 있다. 그러나 아직도 신경계통은 살릴 수가 없기 때문에 감각을 되살릴 수 없다는 것이 단점이며 상용화하기 위해서는 이에 대한 연구가 더욱 적극적으로 이루어져야 하겠다.

또 다른 예는 인공피부이다. 보통은 피부에 상처가 생기면 환자 자신의 피부조직을 다른 곳에서 떼어다 이식을 하지만 너무 넓은 부분이 손상되었을 경우에는 그 한계가 있다. 이럴 때 환자의 피부를 떼어내 바로 이식하지 않고 일정 시간동안 배양해 넓게 키운 뒤 이식한다면 치료가 훨씬 쉬워질 것이다. 인공피부는 아직 실험 단계에 머무르고 있지만 실용화된다면 환자들에게 많은 도움을 줄 수 있을 것으로 기대되고 있다.

조직배양을 이용한 인공장기는 살아있는 조직을 사용하는 것이기 때문에 플라스틱이나 기계 인조물과 달리 일단 이식되면 원래 장기의 모양으로 자라나 복원된다는 장점이 있다. 또한 소량의 조직을 배양하여 대량으로 사용할 수 있다는 것도 장점이다.

● 형질전환동물

인공장기를 확보하는 또 다른 방법은 동물의 장기를 이용하는 것이다. 동물 중에서도 사람과 크기가 비슷한 돼지가 그 좋은 연구대상이다. 몸집이 비슷하기 때문에 각 신체 장기의 크기도 비슷해 이식하기에 적합하기 때문이다. 돼지는 오랫동안 사람과 함께 살아와 적응된 동물이기 때문에 서로 간에 치명상을 주는 바이러스나 질병을 가지고 있지 않다는 것도 장점이다. 그러나 돼지의 장기를 그냥 사람에게 이식할 수는 없다. 면역학적으로 사람과 돼지는 이종간이라서 부적합하기 때문이다. 때문에 지금은 돼지의 장기를 이식하고 나서 면역억제제를 주사하곤 하는데 이 때문에 또 다른 질병에 감염될 수 있다는 문제점이 있다. 돼지에게 사람의 면역적합유전자를 이식해 형질전환시킨 뒤, 이렇게 만든 돼지를 복제해내는 방법으로 필요한 장기를 많이 확보하는 것이 바이오테크놀로지의 접근방법이다.

● 줄기세포와 인공장기

앞에서 알아 본 기계적 인공장기들은 몇 가지 기술 · 의학적인 문제점을 가지고 있었다. 그러나 줄기세포 배양법을 사용하면 자신의 세포로 만든 천연 장기를 얻을 수 있다. 장기 이식을 필요로 하는 환자의 건강한 세포를 채취해 줄기세포를 만든 다음 일정한 배양조건에서 원하는 장기를 만들어 환자에게 이식하는 것이다.

1998년 미국의 연구진들은 인간의 배아 줄기세포를 만드는 연구를 시작하였다. 그러나 배아 줄기세포에 대한 연구는 시작부터 윤리 · 도덕적인 문제 때문에 제한을 받을 수밖에 없다. 그 배아를 자궁에 착상시키면 인간이 될 수 있는데 줄기세포만 떼어내고 폐기처분한다는 문제 때문이다. 기술적으로도 줄기세포와 세포분화에 대한 연구는 겨우 시작 단계에 불과하기 때문에 원하는 장기를 온전히 만들기 위해서는 여러 조건과 환경에 대해 좀 더 연구가 필요하다. 전망에 따르면 줄기세포를 이용한 인공장기 배양을 실용화하기까지는 향후 10여년 이상의 시간이 필요할 것으로 보인다.

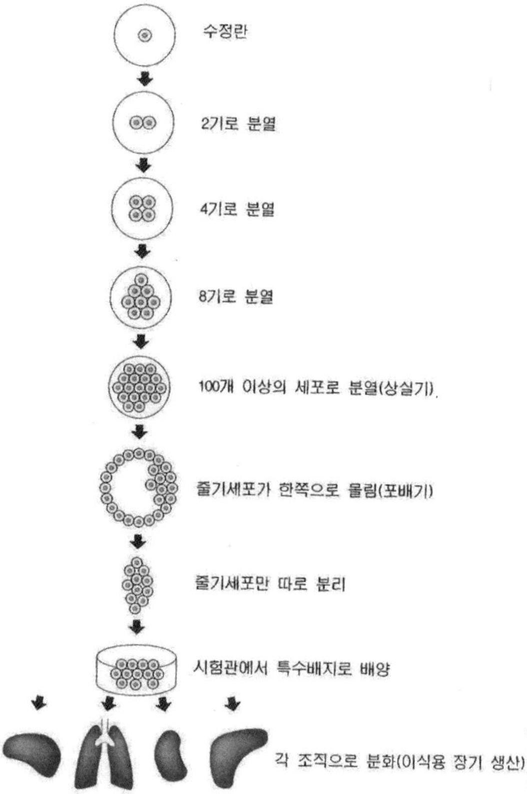

8-1. 줄기세포를 이용한 장기 생산

제9장

생명복제와 줄기세포

생명복제란 유전적으로 100% 동일한 개체를 창조해내는 기술이다. 복제 방법에는 수정란복제와 체세포복제의 두 가지 방법이 있다. 복제를 통해서 한꺼번에 여러 개체를 만들어내는 것을 클로닝(cloning)이라고 말한다.

● 복제양 돌리

1996년 7월 5일은 영국 로슬린연구소에서 복제 양 돌리(Dolly)를 탄생시켜 세상에 처음 소개한 날이다. 돌리를 복제한 사람은 이안 윌머트(Ian Wilmut) 박사였다. 이때 사용된 핵은 여섯 살짜리 암컷의 유선세포에서 제공된 것이었다. 즉, 돌리는 수컷없이 핵을 제공한 암컷과, 난자를 제공한 암컷, 그리고 대리모 등, 암컷 세 마리만으로 복제된 것이다. 과거에도 개구리를 복제한 적이 있었지만 특별히 돌리가 집중적인 관심을 받는 이유는 포유동물로서는 최초로 복제된 것이기 때문이다. 사람도 포유류이기 때문에 돌리의 탄생은 사람도 이론적으로는 무성생식적 복제가 가능하다는 것을 시사하고 있어 인간복제에 대한 우려를 현실화하는 계기가 되었다.

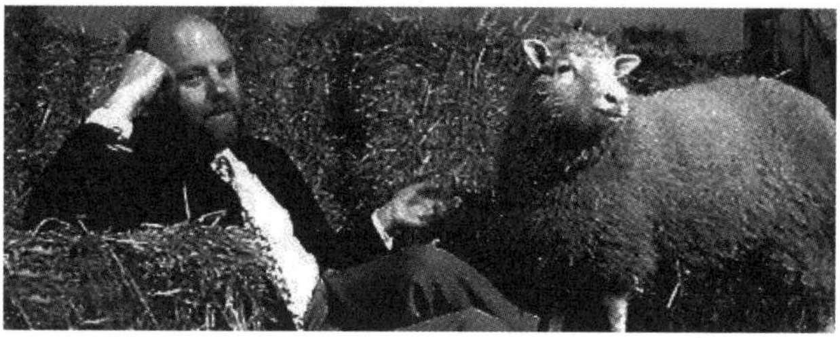

9-1. 복제양 돌리

복제는 왜 하는 것일까

복제 기술이 발전함에 따라 인간복제에 대한 우려도 그만큼 커져가고 있다. 그렇다면 이러한 우려와 비난에도 불구하고 굳이 복제를 하려고 하는 이유는 무엇일까? 복제를 통해 우리가 얻게 되는 것은 무엇일까? 우리는 왜 복제를 해서는 안되는 것일까? 단순히 신의 영역이기 때문일까?

우리는 오래 전부터 우수한 품종의 가축을 유지하려 했고 더욱 우수한 종자를 만들려는 노력을 경주해 왔다. 그러나 이 방법은 자연적인 교배에 의한 육종이라서 만약 그 한 마리의 가축이 사라지면 우수 형질도 함께 없어지고 말았다. 이제 복제를 하면 그럴 염려가 사라진다. 똑같은 것을 수없이 만들어낼 수 있기 때문이다. 인간에게 유용한 물질이나 의약품을 생산하는 형질전환동물을 한 마리 만든 다음에 그것을 수없이 복제해낼 수 있는 것이다. 고기양이 많거나 유유를 많이 내는 우량종을 많이 만들어 제 3 세계에 공급해주면 식량난과 기아난을 동시에 해결할 수 있다. 사람의 면역적합유전자를 이식받은 돼지를 수 만 마리 복제해서 장기이식을 할 수도 있다. 이미 멸종된 동물이나 식물의 세포 하나만 구할 수 있으면 되살려내는 것도 가능하다. 복제는 또 불임부부에게 새로운 희망을 줄 수 있다. 정상적으로는 임신이 불가능한 부부를 위해 체세포복제 기술을 이용하면 불임문제를 해결할 수 있다. 물론 여기에서 태어난 2세는 부모의 유전자를 반씩 가지는 것이 아니고 어느 한쪽하고만 완전히 똑같은 복제품이기에 윤리 문제가 대두될 수는 있지만 말이다.

인간게놈프로젝트가 끝난 지금은 핵을 제공하는 쪽에 혹시 유전적 결함이 있는 지를 미리 파악해서 이를 교정한 뒤에 복제하는 것도 이론적으로는 가능하다. 이렇게 하면 소위 맞춤아기를 탄생시키게 되는 것이다.

복제는 이렇게 우리에게 주는 이점이 많음에도 불구하고 우리가 두려워하는 이유는 인간복제의 가능성 때문이다. 그리고 복제과정에서 대두될 갖가지 윤리적 문제에 대해 아직 적당한 해결책이 없기 때문이다. 21세기를 대변할 최첨단기술인 생명복제, 그리고 이를 이용한 난치병 치료와 장기이식 등 각종 장점들을 잘 고찰하고 적절한 대비책을 마련해 우리에게 주어진 기회를 적극 살릴 수 있어야겠다.

● 배아줄기세포

배아줄기세포(embryonic stem cell)는 무엇인가? 왜 이름을 줄기세포라 붙였을까? 줄기세포는 마치 나무뿌리에서 줄기가 나오고 그 줄기에서 가지와 꽃이 점차 분화되어 나가듯 수정란이 난할을 계속해서 세포 수가 늘어나고 그 세포들이 점차 다른 조직과 기관으로 분화되어 나가기 때문에 붙여진 이름이다. 구체적으로는 수정란이 난할해서 세포가 100여개쯤 되었을 때를 배아라 부르고 이때 각각의 세포를 줄기세포라 부른다. 이 배아가 만약 자궁에 착상된다면 각각의 줄기세포가 조직과 기관으로 분화되면서 사람이 되겠지만 이중에서 줄기세포 하나만을 떼어 시험관에 넣은 뒤 적당한 영양분을 주면 우리가 원하는 인공장기로 분화시킬 수 있다. 다만 그 줄기세포를 잃은 나머지 배아가 폐기처분되어야 한다는 것이 생명윤리적 단점이다. 이 때문에 배아줄기세포 이용에 대한 논쟁이 끊임없이 대두되는 것이다.

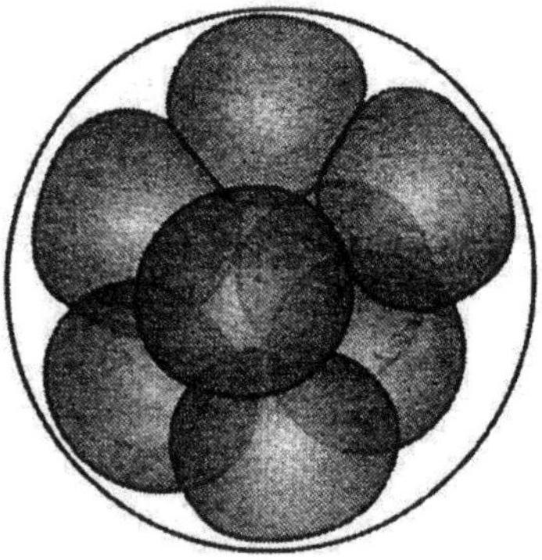

9-2. 난할중인 수정란에 들어있는 줄기세포

윤리 문제만을 제외한다면 배아줄기세포는 알츠하이머[38]나 당뇨병 같은 난치성 질환을 치료하는 데 매우 획기적인 방법으로 기대되고 있다. 백혈병, 파킨슨씨병[39], 당뇨병에 걸린 환자 자신의 세포에서 핵을 빼내 복제 수정란을 만들고 여기에서 건강한 줄기세포를 뽑아 장기나 조직을 새로 만들어 이식받을 수 있기 때문이다. 자기 세포로 만든 것이니까 면역학적 거부반응도 전혀 없을 것이다. 아직은 조직배양기술이 미약하지만 앞으로 줄기세포를 이용하면 어떤 장기든지 필요한대로 만들어낼 수 있을 것이다.

38 독일의 Alzheimer가 처음 보고한 질환으로 보통 초기 노년기(65세 미만)에 발병한다. 건망증과 기억력 저하가 일어나다가 차츰 감정 둔화 등 전체적 치매로 진행하여 결국에는 합병증으로 사망한다. 특별한 치료법이 없어 대중요법만이 알려져 있다.

39 유전성질환으로 40대 전후에 발병한다. 신경 퇴화로 인해 근육 위축과 마비가 진행된다. 유명 권투선수인 무하마드 알리가 이 병에 걸리는 바람에 잘 알려진 질환이다.

생명윤리안전법에 따르면 수정 후 14일까지는 아직 생명이 주어지지 않았다고 본다. 단순히 세포덩어리로 간주한다는 것이다. 때문에 법적으로는 14일 이전이라면 인간배아를 가지고 실험하거나 조작하는 것이 허용되어 있다. 그러나 엄밀히 따지자면 수정되는 그 순간, 즉 임신하는 그 순간부터 인간이 시작되기 때문에 줄기세포를 떼어내는 행위 자체가 살인행위일 수 있다는 점을 기억해야 할 것이다.

● 줄기세포, 무엇이 문제인가?

줄기세포를 얻는 방법은 두 가지이다. 정자와 난자를 수정시킨 수정란에서 얻는 방법이 있고, 복제한 배아에서 얻는 방법이 있다. 어떤 방법을 택하든지 간에 줄기세포를 취하고 나면 그 수정란이나 복제배아는 죽기 때문에 생명윤리의 문제를 피해갈 수 없다. 더구나 수정란은 보통 불임치료를 위해 시술하면서 얻어지기 때문에 수정되는 순간 생명의 시작으로 보아야한다는 견해가 지배적이다. 자궁에 착상만 되면 사람으로 클 수 있기 때문이다. 이점은 복제배아도 마찬가지이다.

앞에서 이야기했듯이 줄기세포의 확보는 각종 난치병을 치료하는데 있어서 획기적인 계기가 될 수 있고, 이식용 장기의 심각한 부족현상을 해소할 수 있다는 것이 장점이다. 돌리의 복제가 성공했기 때문에 사람의 배아를 복제하기 위한 기술도 이미 확보되어 있다. 다만 윤리적 문제를 놓고 아직도 논쟁만 뜨거울 뿐 결론이 나지 않은 상태이다. 수정란에서 줄기세포를 얻는 것이 어렵다면 결국 남는 선택은 배아복제를 통한 것뿐이다. 일단 14일까지는 실험이 허용되어 있으므로 그전에 줄기세포를 취하겠다는 것이 복제를 허용하려는 사람들의 견해이다. 결국 줄기세포를 얻기 위해서는 어떤 형태로든지 배아복제를 해야 한다는 것이다. 반면에 배아복제 연구가 궁극적으로는 인간복제로 이어질 수 있다는 점에서 배아복제를 아예 금지시켜야 한다는 반론도 만만치 않다. 표면적으로는 줄기세포를 얻으려고 배아를 복제한다 하지만 음성적으로 인간복제 연구가 이루어질 가능성을 배제할 수 없다는 것이다.

이처럼 연구의 자유를 절대로 박탈당할 수 없고 난치병이나 불치병을 치료할 수 있는 의학적 이득과 장기수급 문제를 한꺼번에 해결할 수 있는 배아복제 연구를 절대 포기할 수 없다는 지지자들과, 생명의 존엄성을 지키려는 반대론자들 간의 자율과 규제 그리고 윤리적 충돌이 매우 복잡한 실정이다.

그러나 사실 배아복제를 통해서 이식용 장기를 대량 생산하면 수 만명의 이식대기자들을 살릴 수 있다는 주장에 대해서도 생각해 보아야 한다. 배아복제가 허용되고 이식용 장기가 생산된다 하더라도 이러한 과학의 성과가 모든 사람들에게 과연 아무런 차별과 제한없이 제공될 수 있을까 하는 것이다. 지금까지의 경험으로 보아 첨단과학으로 만들어진 이식용 장기 역시 당분간은 소외된 계층에 돌아가기 힘들 것으로 생각된다. 만일 그렇다면 이 역시 돈과 사회적 권력에서 소외된 계층에게는 또 다른 신분 차별이 되고 말 것이 분명하다.

그렇다면 어떻게 해야 할까? 이러지도 저러지도 못하는데 아예 지금까지 해 온 연구를 모두 중단해야 할 것인가? 그렇지는 않다. 인류의 복지증진과 과학 발달을 위해서도 그렇게 해서는 안 될 것이다. 현명한 대안을 찾고 허용과 규제의 범위를 명확하게 하여 규제할 것은 규제하고 허용할 것은 분명하게 허용할 필요가 있다. 그래야만 바이오테크놀로지 같은 첨단과학이 우리 미래에 희망을 줄 수 있을 것이다.

● 인간복제

2002년 7월 23일 복제전문회사인 클로네이드(Clonaid)의 한국지사가 6개월 안으로 복제인간을 탄생시키겠다고 선언하였고 2003년 1월에는 세계 최초의 복제인간이 태어났다고 발표함으로써 드디어 인간복제 시대가 온 것이 아닌가 하는 우려를 낳게 하였다. 비록 신빙성 문제로 인해 더 이상 확대되지는 않았지만 이 사건은 인간복제에 대한 경각심을 가져오기에 충분하였다. 자기도 모르는 사이에 자기와 똑같은 사람이 복제되고, 또 복제되어서 장기 제공용으로 사용된 다음 폐기처분되었다면... 생각만 해도 끔찍한 일이 아닐 수 없다.

클로네이드사의 발표는 그들이 믿는 외계인설을 뒷받침하려한 사기극이었다. 그러나 인간배아복제에 대한 경쟁이 점차 치열해지고 줄기세포 확보를 위한 경쟁이 전 세계적으로 과열되고 있는 만큼 또 다른 조작과 거짓이 없으리라고 보장할 수 없다. 지금 우리에게 중요한 것은 아무 이유도 없는 인간복제는 결국 인간 스스로의 파멸을 초래할 수 있기 때문에 사회 모든 분야의 의견을 충분히 수렴하여 적절한 규제 방안을 시급히 마련해야 한다는 것이다.

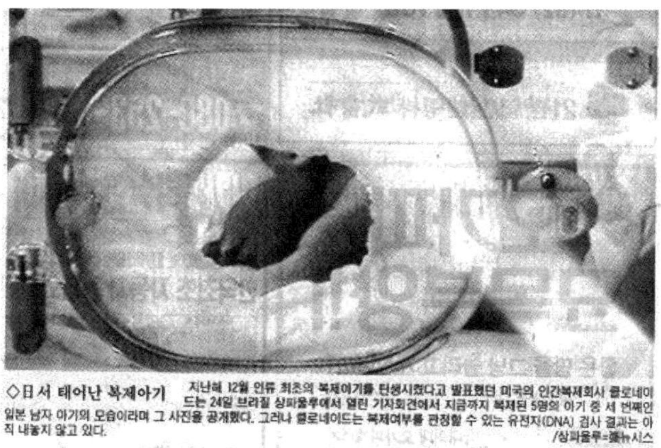

9-3. 클로네이드사가 발표한 복제아기

제10장

생식의학

● 생식의학과 냉동 수정란

우리는 오래전부터 "병에 걸린 사람을 얼릴 수 없을까"하고 공상을 해왔다. 지금은 고칠 수 없는 병이라도 언젠가는 치료방법이 개발될 것이고 그때 다시 녹여내 치료하겠다는 기대 때문이다. 아직도 사람을 통째로 냉동하는 것은 불가능하지만 조금씩 그런 공상이 현실화되어 가는 것 같다. 지금도 생물학 실험실에서 세균을 보관하려면 영하 70℃에서 얼리는데 이렇게 하면 10년 이상 거뜬히 세균이 생존할 수 있다.

세균보다는 조금 복잡하지만 정자와 난자도 얼릴 수 있다. 실제로 가축연구소에서는 이런 일들이 일상화되어있다. 예를 들어 한국의 암소와 미국의 숫소를 교배시키려면 어떻게 할까? 소를 통째로 비행기에 태워 와야 하겠지만 그럴 필요가 없다. 미국 소에서 정자를 채취한 뒤 급속으로 냉동시켜 튜브에 담아 우리나라로 가져오면 되는 것이다. 그리고 정자를 필요로 하는 농가에 나누어주어 암소를 인공 수정시키면 되는 것이다. 난자는 정자보다 약해서 얼리는 것이 쉽지 않지만 기술 발달에 힘입어 역시 냉동보관이 가능해졌다. 최근에 한 가지 더 발전한 것은 정자와 난자가 만난 후에, 즉 수정란을 얼리는 기술이다. 이 기술은 우리나라가 다른 나라보다 훨씬 앞서나가고 있는 분야이다. 시험관 아기에 대한 에피소드도 많다. 처음 시험관 아기를 시술한 것은 1976년인데 당시만 해도 시험관에서 사람을 만들어낸다는 것은 엄연히 신의 섭리를 어긋나는 것이었다. 때문에 선한 의도에서 시작한 시술이 당연히 사회 각 분야 특히 종교계로부터 엄청난 질타를 받은 것은 보지 않아도 선하다. 그러던 것이 30여년의 세월을 거치면서 이제는 너무도 흔하고 불임부부에게는 당연한 처방이 되어 버렸다. 시험관 아기를 반대했던 종교계도 이제는 자기 교구에 불임부부가 있으면 오히려 시험관 아기를 추천할 정도로 인식이 달라진 것이다. 지금은 전 세계적으로 시험관 아기가 100,000여명에 달한다. 아직도 성공확률이 100%는 아니지만 그동안 기술도 많이 발달하였다.

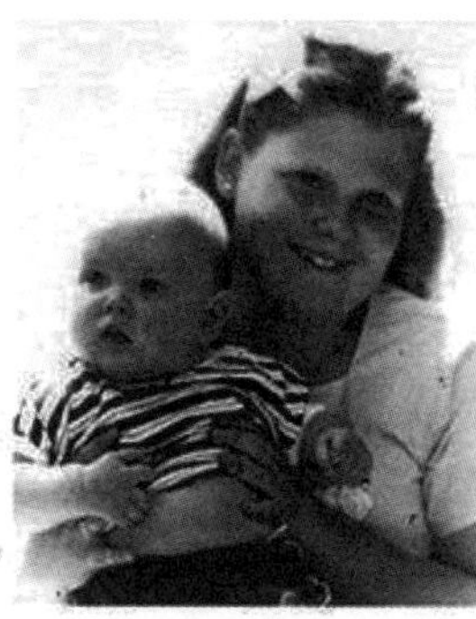

Figure 20.4

Louise Joy Brown was conceived when her father's sperm cell met her mother's oocyte in a laboratory dish. Here, at age 10, Louise, the oldest "test-tube baby," holds one of the youngest, Andrew Macheta. The children were among 600 test-tube babies attending a 10 year anniversary party at the clinic near London where they were conceived.

AP/Wide World Photos.

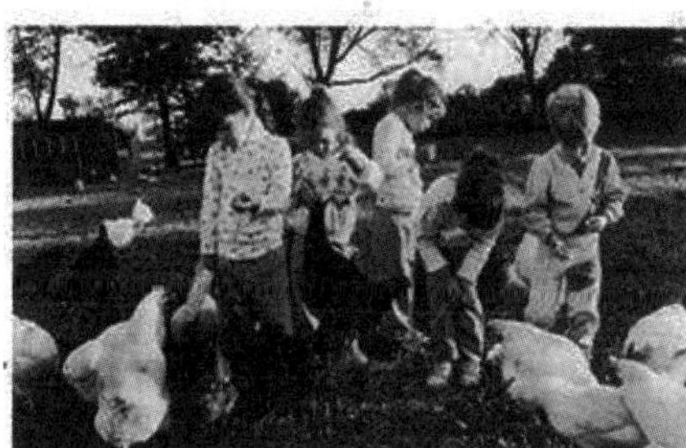

10–1. 최초의 시험관 아기와 그 동생

이런 것을 보면 사람의 윤리관과 가치관은 절대적이 아니라는 것을 알 수 있다. 일반적인 상황에서는 한쪽을 지지하다가도 막상 그 일이 자기 자신의 일로 닥치게 되면 신념을 쉽게 꺾어 버리기 때문이다. 시험관 아기에 대한 신념도 그 윤리적 · 사회적 가치관이 불과 반세기를 버티지 못한 것이다. 바이오테크놀로지의 매력은 시험관 아기보다 훨씬 강하다. 마음대로 장기도 갈아 끼우고 수명도 연장시킬 수 있다. 그렇기 때문에 지금은 배아복제를 반대하는 보편적 윤리관이 언제까지나 버틸수 있을지 의심스럽다.

참고로 시험관 아기를 시술하는 과정은 다음과 같다. 여성에게 배란촉진호르몬(leuteinizing hormone)을 주사하여 배란을 유도한 뒤 얻어진 난자를 배양접시 위에 놓고 그 위에 정자를 붓는 것이다. 이때 성공 확률을 높이기 위해 10여개의 난자를 동시에 수정시키고 제일 건강한 2～3개를 자궁에 착상시킨다. 시험관 시술을 했을 때 쌍둥이가 자주 나오는 이유가 바로 이 때문이다. 그러나 주위에서 보듯이 여전히 시험관 아기의 성공률은 그다지 높지 못하다. 때문에 여러번 반복해서 시술을 해야 하는데 여성에게 반복적으로 배란촉진호르몬을 주사하면 그만큼 건강을 해치게 된다.

그렇다면 한번 배란했을 때 채취해 수정시킨 난자들을 버리지 않고 냉동보관할 수는 없을까? 배란된 난자 중 6개가 수정되었다면, 그리고 지금 그중에서 2개를 자궁에 착상시키고 나머지 4개는 보관하였다가 둘째, 셋째 아기를 원할 때 그냥 녹여서 자궁에 착상시키면 되지 않을까? 이것이 바로 금세기 생식의학(reproductive medicine)의 최고 테크닉인 냉동 수정란 기술이다.

문제는 냉동 수정란이 여러 윤리적 문제들을 수반한다는 것이다. 6개의 냉동된 수정란을 어느 순서로 자궁에 착상시킬 것인가. 동시에 수정된 이 여섯 개의 수정란을 우리 마음대로 형, 동생으로 탄생시켜 순서를 바꾸는 것은 괜찮은 행위인가? 어느 수정란은 착상시켜서 살리고 어느 수정란은 폐기처분할지를 우리가 마음대로 정해도 괜찮은가? 냉동 보관된 수정란을 녹이기 전에 부부가 이혼해 버린다면 그 수정란은 누구의 소유인가? 등등이 그런 것들이다.

실제로 영국에서 일어난 고소 사건을 보면 이런 일이 아주 심각하다. 수정란을 냉동 보관하였는데 몇 년이 지나도 부부가 나타나지를 않고 연락조차 닿지 않아 병원에서는 폐기처분하려고 했는데 사회단체에서 엄연한 생명체인 수정란을 폐기하지 못하도록 병원을 고소하였다. 어쩔 수 없이 병원은 주인없는 수정란을 보관하기 위해 더 많은 냉동고를 구입해야 했고 이를 위해 더 많은 건물을 지어야할 형편에 놓여 버렸다. 갈수록 이혼이 늘어나고 있는 현대 사회에서 당연히 생길 수 있는 문제이다. 이 사건 이후 영국에서는 냉동 수정란 보관 기간을 법에 명시하려는 움직임을 보이고 있다. 우리나라에서는 보관기간을 5년으로 한정하고 있다.

한편 폐기된 수정란이 원하지도 않는 연구용으로 쓰이거나 암시장에서 아기가 없는 가정에 거래될 가능성도 충분히 있는 것이다. 만약 부부가 이혼을 했는데 이 과정에서 여자는 더 이상 수정란을 보관하지 않기를 원한 반면 남자는 새로 결혼한 부인의 자궁에 착상시켜 아이를 낳기 원한다면 어떻게 될까? 남자의 욕심과 옛 부인의 권리, 그리고 새 부인의 인권을 어디까지 인정하고 누구의 팔을 들어주어야 할 것인가? 냉동수정란의 소유는 과연 누구에게 있는 것인가? 이 사건은 재판으로 이어졌고 결과는 옛 부인의 의견을 존중하는 것으로 결론이 났다.

생식의학(reproductive medicine)이 발달하면서 과거에는 생각지도 못했던 문제들이 자꾸만 제기되고 있다. 실제로 후진국에서는 부모의 동의없이 수정란이 폐기되거나 매매되는 일이 있을지도 모른다. 21세기 바이오테크놀로지 시대에는 정말 지금은 생각할 수 없는 여러 가지 논쟁거리들이 생겨날 가능성이 지극히 높다. 이에 대비하기 위해서 지금이라도 사회 각 분야의 지식인들이 머리를 맞대고 미래를 준비하는 현명함이 필요하다.

폐경기 후에 낳은 아기

최근에 63세의 여성이 나이를 속이고 인공수정된 난자를 착상받아 아기를 낳은 사건이 일어났다. 이 여성은 세간의 이목을 집중시키고 돈을 벌어볼 욕심으로 나이를 속였던 것이다. 어쨌든 간에 이 여성은 금세기 최고령 출산자로서 기네스북에 오르게 되었다. 지금 이 여성은 이 아이를 대신 키워줄 연하의 남자를 인터넷으로 공고해 놓은 상태이다.

생식의학의 발달로 이제는 나이가 무색해질 정도이다. 폐경기에 다다른 여성들도 적절하게 호르몬 치료를 받으면 갱년기 증상이 완화될 수 있으며 심지어는 자궁의 상태도 건강하게 유지해 늦은 임신이 가능해졌다. 심지어는 자기 자궁을 적출해내고 젊은 여성의 자궁을 이식받아 아기를 낳은 후에 그 자궁을 되돌려주는 이식도 실험 중에 있다. 조직배양을 원하는 과학자들은 임신기간 10개월이 너무 길다면서 3개월에 임신을 끝낼 수 있는 인공자궁 개발에 착수하였다. 이런 혁혁한 발전은 유전공학과 발생공학을 결합시킨 바이오테크놀로지의 뛰어난 기술적 성과라 할 수 있다.

물론 기술 발전 뒤에는 여러 가지 문제들이 사회적, 윤리적 차원에서 그대로 남아 있다. 이렇게 태어난 아기의 육아문제, 냉동 수정란을 이용해 낳은 아기의 친자확인 문제, 여성을 아기 낳는 도구로 전락시키지 않는 사회적 인식 등이 당면한 문제이다.

● 맞춤아기

바이오테크놀로지와 생식의학의 발달은 당연히 새로운 우생학의 문제를 몰고 왔다. 인간게놈프로젝트의 결과 여러 가지 열성유전자와 우성유전자가 이미 확인되었고 성급한 벤처회사들은 아이의 지능과 앞으로 당뇨병 걸릴 확률을 진단해준다고 광고하고 있을 정도이다. 서로가 사랑하여 결혼을 했는데 원하지 않는 열성유전자가 진단되었거나 유전병의 가족력이 있는 경우 당연히 이 유전자를 제거하고 싶어질 것이다. 더 나아가서 예술적 재능이 있고 지능까지 우수한 아이를 만들어준다면 누구나 한번쯤은 귀가 솔깃할 수밖에 없다.

과학의 기술은 항상 발전하기 마련이고 지금은 공상과학 수준인 아이디어도 가까운 미래에 반드시 실현되게 마련이다. 이때가 되면 부모들은 의사에게 여러 가지를 요구하게 될 것이 분명하다. 예를 들면 얼굴은 동글게, 눈은 노랗게 등등 각종 요구를 하게 될 지도 모른다. 어쩌면 주민등록증을 발급받듯이 태어나자마자 유전자검사 합격증을 받아야 할지도 모른다. 이처럼 유전자 검사를 통해 혹시나 있을 지도 모르는 유전자 이상을 미리 교정함으로써 결함이 아예 없도록 만든 아기를 맞춤아기(perfect baby)라고 한다. 되풀이되는 문제이지만 머지않은 미래에 질환 유전자를 제거하는 정도에서 그치지 않고 유전적으로 매우 이상적인 맞춤아기를 조합하여 만들어내게 될지도 모른다. 즉, 체형이 아름답도록 유전자를 조작한다든지, 머리카락의 색을 바꾼다든지, 체격과 체력을 완벽하게 조작함으로써 이상적으로 만든다든지 하는 생존과 상관없는 미용차원의 변형을 말한다. 물론 아직까지의 기술과 능력으로는 불가능하지만 법과 규제를 앞서가는 바이오테크놀로지의 속도를 생각하면 이렇게 디자인된 아기가 머지않은 미래에 태어나지 않을 것이라고 어느 누구도 장담할 수 없을 것이다.

지금도 유전자진단은 실시되고 있다. 갓 태어난 아기의 발바닥에서 조금 채혈하여 선천성질환 여부를 테스트하는 것이 그것이다. 기술이 발달할수록 이런 유전자진단도 검사 시기가 점차 빨라지고 있다. 전에는 모체의 양수[40]를 검사하던 출산전진단이 지금은 아예 배아 단계까지 거슬러 올라가 착상전진단도 가능해졌다. 맞춤아기의 경우 새로운 우생학의 문제를 야기할 위험성을 충분히 지니고 있다. 새로운 계급사회가 만들어지고 계층간 격차가 더욱 심화되어 또 다른 사회문제로 인류를 괴롭힐지도 모를 일이다.

40 임신된 자궁에 태아가 떠있는 액체이다. 주성분은 태아의 소변이다. 양수에는 태아의 상피세포가 들어 있기 때문에 양수를 검사하면 태아의 유전질환이나 선천성기형을 예측할 수 있다. 이런 방법을 양수천자라 한다.

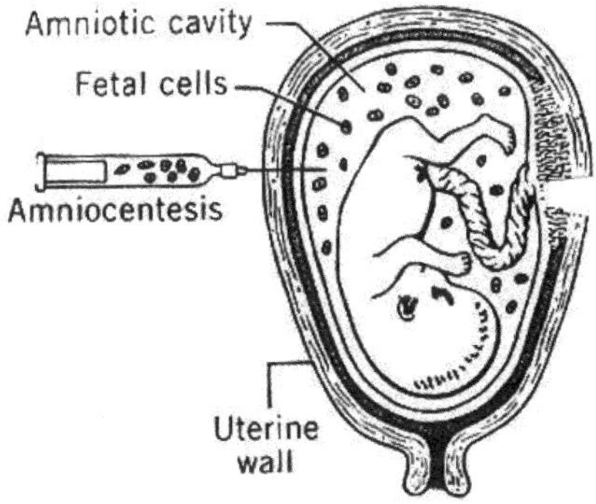

10-2. 출산전진단을 위한 양수천자

제11장

법의학

바이오테크놀로지의 발달은 의약학 분야외에도 각종 범죄를 해결하는 데에 기여하고 있다. 친자확인과 범인확인에 사용되고 있는 바이오테크놀로지 기술들은 자칫하면 영구히 미해결 범죄로 남을 여러 사건들을 해결해내게 만들었다. 법의학이란 이처럼 신체의 손상이나 사망의 원인, 친자확인, 각종 범죄에 사용된 도구 분석 등 과학적 증거자료를 연구하는 학문을 말한다.

의학이 인류의 생명 연장과 건강증진에 목적을 두고 있다면, 법의학의 목표는 사건 당시의 정황을 정확히 알아내어 범죄여부를 밝혀내고 무고한 사람의 권리가 침해당하지 않도록 하는 것이다. 따라서 법의학은 의학, 생물학, 법학, 사회학이 총체적으로 조합된 학제간 학문이라 할 수 있다.

미국의 유명한 흑인 풋볼스타 OJ 심슨(OJ Simpson)의 예를 우리는 잘 기억하고 있다. 스타 선수였던 심슨은 1994년 자기 아내(백인)와 그 애인(백인)을 살해한 혐의로 재판정에 섰다. 당시 범죄현장에서 심슨의 발자욱이 발견되고 심슨의 자동차에서 아내의 피가 묻은 장갑이 나오는 등 정황으로 봐서는 심슨의 살인이 분명하였다. 게다가 이 피에서 실시한 DNA 검사 결과도 역시 심슨이 범인이라는 것을 확증해 주었다. 그러나 심슨은 우리 돈으로 80억원에 달하는 경비를 소요하면서 소위 드림 변호팀을 구성하였고 이들은 사건을 담당한 여검사도

백인이었다는 점을 부각시키면서 이 사건을 인종차별의 문제로 유도해갔다. 마침내 흑인이 대다수였던 배심원단은 심슨의 손을 들어주었고 심슨은 무죄판결을 받게 된 것이다. 물론 흑인 배심원들이 인종차별적 감정 때문에 잘못 판단했을 수도 있지만 그보다는 생물학적 지식이 부족해서 제시된 법의학 증거들을 무시한 것이 더 문제이다. DNA 검사가 잘못될 확률이 1만분의 일이라도 있다고 그들은 추정하였지만 사실상 복제인간이나 일란성쌍둥이가 아니고서야 100% 정확하기 때문이다.

이 사건이후 서구 선진국들에서는 법대에서도 바이오테크놀로지의 기본 이론을 필수적으로 가르치고 있다. 사실 아무도 사건 현장을 목격한 사람이 없는 상황에서 당시의 몇 가지 물증만으로 진상을 밝힌다는 것은 신이 아닌 이상 불가능할 수도 있다. 그럼에도 불구하고 법의학의 목표는 주어진 현장 증거들을 최대한 활용해 당시의 사건을 재구성함으로써 범죄의 진실을 밝히자는 것이다. 물론 정반대로 "열 사람의 범인을 놓치더라도 무고한 한사람을 벌해서는 안된다"는 원칙에 따라 무고한 사람이 감옥에 가거나 심지어는 사형을 당하는 일이 있어서도 안 될 것이다.

① 미국의 법의학 현황

법의학은 그 기반을 바이오테크놀로지에 두고 있기 때문에 거의 모든 생명과학 분야가 그러하듯이 법의학 역시 미국이 앞서가고 있다. 미국은 법의학만을 전공하는 학과가 대학에 설치되어있고, 전문의사가 있어서 수사기관과 상호 긴밀한 협조 체계를 이룸으로써 범죄를 해결해 가고 있다. 이들이 가지고 있는 기술과 추리력은 상상을 초월할 정도이다. 얼마 전 TV의 외화시리즈로 방영된 'CSI 수사대'가 미국

법의학의 현실을 가장 잘 보여 준 예라고 할 수 있다. 유럽에서는 독일이, 아시아에서는 독일에 영향을 받은 일본이 법의학 분야에서 선봉을 달리고 있다.

② 우리나라의 법의학 현황

우리나라에서도 1995년에 비슷한 사건이 있었던 것을 떠올려 보자. 치과모녀의사를 외과의사인 남편이 살해하고 욕조에 옮긴 뒤 불을 질러 은폐하려 했다고 알려진 사건이다. 심슨사건과 비슷한 점은 남편이 아내의 불륜을 의심해 저지른 범죄라는 점, 목격자가 없다는 점, 때문에 당시 정황과 법의학수사에만 전적으로 의지해야한다는 점 등이다. 이 사건은 1심에서 남편이 사형선고를 받았지만 항소심에서는 무죄판결을 받았다.

중요한 점은 사건의 결말이 아니고 사회가 복잡해질수록 점점 범죄도 진화한다는 것이다. 그만큼 수사도 까다로와지고 오판의 가능성도 높아질 수밖에 없다. 그리고 더 이상 원시적인 수사에만 매달릴 수 없어 법의학의 중요성이 더욱 부각될 수밖에 없다. 게다가 과거에는 단일민족이었던 우리나라도 점차 국제사회의 일원으로서 외국인이 연루된 범죄가 증가하고 있다.

법의학은 각 나라별로 필요성 인식에 따라 발달 정도가 현저하게 다른데 우리나라는 아직 후진성을 면하지 못하고 있는 실정이다. 우리는 법의학이라고 하면 대체로 사체부검 정도를 생각하지만 21세기의 바이오테크놀로지는 사체의 신원확인이나 사망시간, 사망원인 뿐 아니라 그 이상 수사에 필요한 각종 정보들을 제공하고 있다.

아쉽게도 우리나라는 아직 법의학을 전문적으로 가르치는 곳도 없으며 그나마 있더라도 대부분 의과대학 병리학과에 소속되어 있는 정도이다. 이는 아직도 구세대적인 수사에 매달리고 있는 우리 현실과 권위주의적인 법조계의 문제, 그리고 사회적 인식부족과 정책의 부재 때문이다. 범죄가 갈수록 지능화, 과학화되어 가고 있는 실정에서 정작 법의학이 후진적이라면 범죄수법을 따라잡기 어려울 수밖에 없다. 따라서 단순히 수사의 어려움뿐만 아니라 국민에게 직접 피해를 줄 수 있다는 점을 정책입안자들은 인식하고 하루 빨리 전문화, 선진화하여야 할 것이다.

● RFLP

모든 사람의 DNA는 기본 구조가 같지만 일부 염기서열은 개인별로 조금씩 차이가 있다. 앞 장에서 설명한 SNP가 그것이다. 예를 들어 산소를 운반하는 단백질인 헤모글로빈의 유전자를 보면 똑같은 헤모글로빈을 만들면서도 사람마다 염기 알파벳이 조금씩 다르다. 생물학에서는 이런 현상을 "유전자의 퇴화현상"이라고 부른다. 이런 퇴화현상은 기능에 전혀 문제를 일으키지 않으면서 개인간의 차이만 보이는 것이다. 그리고 헤모글로빈 유전자뿐 아니라 DNA 전체를 통해 여러 군데에서 나타나기 때문에 지구상에 아무리 많은 사람이 살고 있더라도 일란성쌍둥이나 복제인간이 아닌 이상 절대로 SNP의 위치가 같을 수가 없다. 그래서 기본 패턴이 몇 개에 불과한 손가락 지문보다 DNA 증거가 더 정확하다고 법의학자들이 주장하는 것이다.

DNA를 제한효소로 자르면 SNP 때문에 잘린 DNA 단편들의 크기가 개인마다 다르다. 이것을 전기영동하면 그 차이가 확연하게 관찰되는데 이러한 기술을 제한효소단편길이다형성(RFLP, restriction fragment length polymorphism)이라 하고 관찰된 전기영동 결과를 DNA 지문(DNA fingerprint)[41]이라고 한다. 되풀이되지만 복제인간이나 일란성쌍둥이가 아니고서는 DNA 지문이 절대로 같을 수 없다.

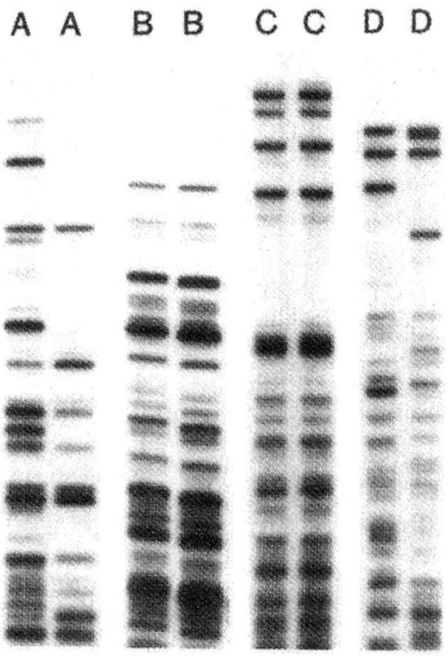

11-1. DNA fingerprint

과거에는 범죄현장에서 얻어진 샘플이 워낙 적어 실험할 수 있는 충분한 양의 DNA를 확보하지 못하는 경우가 종종 있었다. 그러나 지금은 기술이 워낙 발달해서 머리카락 한 올처럼 아주 적은 샘플만 있더라도 거기에서 DNA를 뽑아 분석할 수 있다. 필요하면 PCR로 DNA를 증폭해낼 수도 있다.

최근에는 DNA 표식자(DNA marker)[42]를 이용해 개인을 식별하고 유전자 지도를 작성하는 기술도 발달되었다. 이런 기술들은 진화학 분야에서 유용하게 사용되고 있다. 예를 들어 남성 유전자인 Y 염색체에만 찾아가 붙는 표식자를 이용하면 아기의 성별을 미리 확인할 수 있다. 이런 검사는 윤리적 문제를 일으킬 수 있지만 동물 육종에는 아주 유용하게 응용될 수 있다.

유전자 감식을 실제로 실시한 역사적 사례가 몇 건 있다. 1991년 발견된 러시아 로마노프 왕조의 황제 니콜라이 2세와 그 가족의 사체를 확인하기 위해 유전자 감식을 행한 경우가 있고, 1997년 11월 유전자감식을 통해 프랑스의 배우 이브 몽땅의 친자를 확인한 사례가 있었다. 지금도 유산상속 때문에 법정 투쟁이 벌어지는 경우 유전자 감식을 의뢰하는 경우가 늘어나고 있다. 또 유전자 감식은 발굴 유물을 검사하기 위해 고고학에도 흔히 응용되고 있다.

41 사람마다 손가락의 지문이 다르듯이 유전자도 동일하지 않다. 따라서 유전자의 패턴을 조사하면 범죄 용의자나 친자를 확인할 수 있다. 이렇게 유전자 패턴을 조사하는 기술을 말한다

42 DNA 두 줄의 염기서열이 서로 상보적인 성질(A는 T와, G는 C와 결합하는 성질)을 이용한다. 짧고 외줄인 DNA 표식자를 인공적으로 만들어 조사하고자 하는 DNA와 섞으면 표식자는 자기와 상보적인 염기서열을 찾아가 달라붙게 된다. 표식자에 미리 형광이나 방사선을 붙여 놓으면 전체 DNA 중 어느 유전자 부분에 달라붙었는지를 추적할 수 있다.

제12장

미생물공학

미생물은 지구상에 가장 먼저 생겨난 생명체로 알려져 있다. 그만큼 미생물은 지구상 어느 곳에서나 생존이 가능하다. 아주 뜨거운 화산 지대나 온천에서부터 남극과 북극까지, 그리고 심지어는 사람의 장속에까지 미생물이 없는 곳은 없다고 할 정도이다. 그럼에도 불구하고 미생물은 눈에 보이지 않기 때문에 우리는 종종 그 존재에 대해 의식조차 못하고 살아갈 때가 많다.

인슐린을 대장균에서 대량생산해내는 것처럼 미생물공학은 바이오테크놀로지의 기반 기술이다. 미생물은 구조가 간단하고 유전자 체계가 단순하기 때문에 우리가 어떤 유전자든지 넣어주기만 하면 그 명령에 따라 새로운 물질들을 만들어내기에 미생물공학이 가능한 것이다. 다음은 미생물공학의 몇 가지 사례들이다.

① 환경미생물

화학물질의 회수, 폐수 처리 등에 미생물을 이용한다. 병원의 피묻은 가아제에서 혈액만을 골라 분해시키는 드라큘라 미생물도 있다. 중금속만 골라 먹고 분해해주는 미생물도 있다. 유전자 조작을 통해서 공기 중의 납 성분과 오염물질을 세포내에 축적하고 분해해주는 미생물도 만들어졌다. 미래학자들은 언젠가 지구를 떠나 우주로 이주할 때를 대비해서 열에 내성이 강한 곰팡이를 만들어 금성에 보내 키우려는 계획을 하고 있다. 곰팡이가 정착에 성공하면 호흡하면서 이산화탄소를 만들어내고 이것이 대기 중에 퍼지면서 태양빛을 막아 금성의 온도가 낮아질 것으로 기대하는 것이다. 그렇게 되면 사람이 이주해 갈 수 있다.

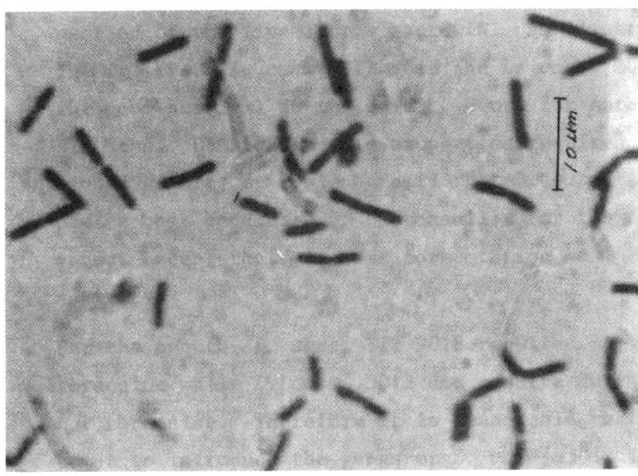

12-1. 요구르트 제조에 쓰이는 유산균

② 농업미생물

콩과식물과 공생하는 미생물(Rhizobium, Bradyrhizobium)은 질소를 고정해 비료를 만들어내기 때문에 이 성질을 잘 이용하면 환경에 해로운 화학비료를 너무 많이 사용하지 않아도 된다. 미생물은 지구상 모든 곳에 있기 때문에 환경에도 적응을 아주 잘한다. 북극에서 발견되는 미생물은 영하 30℃에서도 얼지 않는데 추위에 강한 내성유전자를 가지고 있기 때문이다. 이 유전자를 벼에 이식하면 늦가을 서리가 내려도 냉해로부터 벼를 보호할 수 있다. 클로렐라같은 미생물은 영양분이 풍부하기 때문에 지금도 영양보조제와 우주식품으로 사용되고 있다. 클로렐라의 유전자를 강화시켜 각종 아미노산과 비타민이 더욱 풍부하도록 만들면 어려운 국가의 아이들에게 영양분을 공급하는 대체식품으로 이용될 수 있다.

③ 식음료미생물

치즈, 요구르트, 버터, 우유, 피클, 맥주 등은 모두 미생물 발효를 이용한 것이다. 특히 우리 고유의 음식인 김치는 유산균 발효를 이용한 세계적 식품이라 할 수 있다. 향미를 고취시킨 효모를 개발하면 더욱 맛과 영양이 풍부한 맥주를 만들 수 있고, 술을 마신 후 10분 후에 삼키면 깔끔하게 알코올을 제거하는 알코올분해전문 미생물을 개발하는 것도 앞으로의 과제이다. 최근의 연구에 의하면 장내 미생물 분포에 따라 비만도가 정해진다고 한다. 미생물 중에는 에너지 흡수가 유난히 강한 것들이 있는데 이런 종류가 장내에 많을수록 에너지는 이들에게 흡수되어 변으로 배설됨으로 사람은 살이 빠지게 되는 것이다. 이런 미생물을 이용하면 다이어트 식품을 개발할 수 있다.

④ 산업미생물

미생물을 이용하여 비타민, 화학물질 등을 대량으로 생산할 수 있다. 그리고 이렇게 만들어지는 것들은 자연물질이기 때문에 인체에 무해한 것이 장점이다. 예를 들면 단염글루타메이트(Monosodium glutamate)

는 Corynebacterium glutamicum이라는 미생물이 만드는 천연 조미료이다. 그 외에도 많은 세균과 곰팡이에서 전분 분해효소인 아밀라아제(amylase), 단백질분해효소인 프로테아제(protease) 등을 생산해낼 수 있다.

⑤ 항생물질

방선균과 같은 미생물에서는 페니실린(penicillin), 스트렙토마이신(streptomycin) 같은 항생물질을 대량으로 생산해낼 수 있다. 예전에는 미생물에서 소량으로 추출했던 각종 항생제도 최근에는 유전자재조합기술을 이용해 대량으로 생산하고 있다.

미생물은 바이오테크놀로지 발전에 중요한 연구 재료이다. 항생물질의 개발, 제한효소의 분리, 유전자재조합에 쓰이는 벡터 개발[43], PCR에 쓰이는 Taq DNA 중합효소(Taq polymerase)[44] 분리, 그리고 게놈연구 등 바이오테크놀로지 전 분야에 걸쳐 쓰이지 않는 곳이 없을 정도이다. 가까운 미래에는 생체기능을 모방한 바이오센서 개발에도 미생물이 큰 역할을 할 것으로 기대된다. 원시시대부터 우리와 함께 있었지만 21세기 포스트게놈 시대에도 미생물은 여전히 바이오테크놀로지를 주도할 중요한 생명체이다.

43 유전자를 세포내로 집어넣기 위해 사용되는 도구. 대장균에서 발견되는 플라스미드나 바이러스가 보통 사용된다.

44 DNA 합성 효소의 한 종류. 특별히 온천이나 화산 지역에서 발견되는 미생물에서 추출하기 때문에 내열성이 있어 PCR 반응을 자동화하는 데 이용된다.

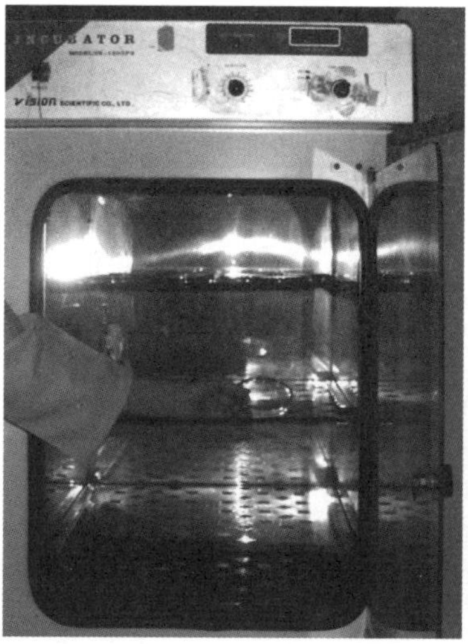

12-2. 미생물배양기

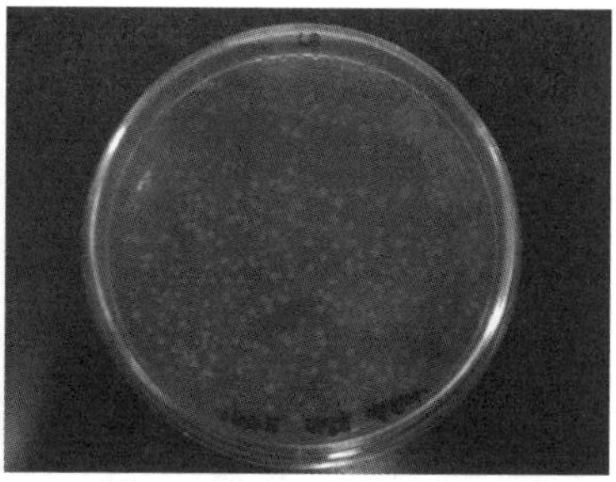

12-3. 배양접시에서 키운 미생물

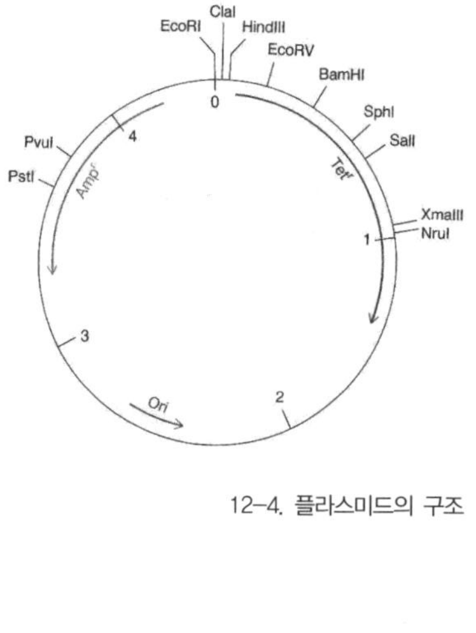

12-4. 플라스미드의 구조

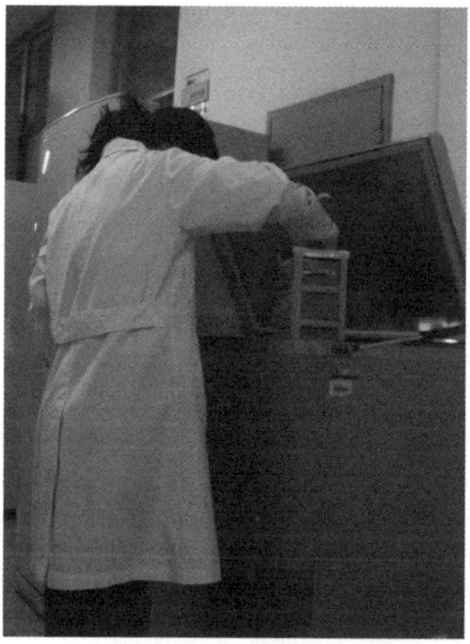

12-5. 영하 70oC에 보관중인 미생물

제13장

바이오테크놀로지의 토픽들

소와 토마토를 교배시키면 무엇이 될까? 엉뚱한 질문이라 생각할지 모른다. 그도 그럴 것이 소는 동물이고 토마토는 식물이기 때문이다. 누구라도 알고 있듯이 이 둘이 자연 상태에서 교배될 확률은 제로(0)이다. 게다가 염색체 수도 다르기 때문에 정상적으로는 절대로 유전자가 섞일 수 없다. 그럼에도 불구하고 인위적으로 필요한 유전자만 뽑아 재조합하는 것이 바로 바이오테크놀로지의 기본 개념이다.
소와 토마토를 실제로 교배시킨 적은 없지만 재미삼아 상상은 해 볼 수 있다. 교배된 세포가 소로 자란다면 우유대신 토마토케첩을 짜낼 수 있을 것이고 반대로 토마토가 된다면 아미 껍질이 소가죽일 것이다.

① 수퍼마우스

이런 상상을 실제로 가능하게 만든 사람이 바로 워싱톤대학교(Washington University)의 팔미터(Palmiter) 박사다. 팔미터 박사는 실험동물로 쥐를 선택하였다.
실험용 쥐에는 길이 8cm 정도의 생쥐(mouse)와 20cm 정도의 조금 큰 흰쥐(rat)의 두 종류가 있다. 이 두 종류는 우리말로 모두 쥐지만 사실은 염색체 수가 완전히 다른 별개의 종이다. 실험실에서는 별로 쓰이지 않지만 하수구같이 지저분한 곳에서 발견되는 회색쥐도 있다.

이 쥐의 공식 이름은 시궁쥐인데 간혹 해부용으로 이용되기도 한다. 1983년에 팔미터 박사는 사상 최초로 사람의 유전자를 흰쥐에 재조합하는데 성공하였다. 만물의 영장인 사람과 쥐가 유전적으로 혼합된 것이다. 성장호르몬 유전자를 흰쥐에 넣어 크기가 3배 정도 커진 쥐를 만들었는데 말이 3배이지 꼬리까지 합치면 거의 60cm가 넘는 거대한 쥐가 만들어졌으니 세상 사람들이 놀란 것은 당연하다 하겠다. 이론상으로는 사람의 유전자를 이식받았으니 사람만큼 커져야 하겠지만 골격상태가 사람과 다르기 때문에 3배 커진 정도에서 멈춘 것이다. 그럼에도 불구하고 이 실험은 엄청난 반향을 불러 일으켰다. 쥐를 크게 만들었다는 말은 돼지나 소, 물고기 등 다른 생물도 크게 만들 수 있다는 가능성을 시사했기 때문이다. 그리고 이로써 드디어 식량난 해결의 실마리가 잡힌 것 같았다. 실제로 이후 같은 방법으로 돼지를 크게 만들려는 과학자들의 노력이 있었는데 돼지 수정란에 코끼리 유전자를 넣은 것이다. 그러나 커진 돼지가 급작스럽게 자라는 바람에 살이 얼기설기해서 맛이 없었고 게다가 겨우 1.5배 커졌는데 식량은 무려 10배 가까이 먹어치우는 바람에 경제성이 없어서 연구가 중단되었다. 그럼에도 불구하고 최근에 다시 연어에 상어 유전자를 넣어 키우는데 성공하는 등 유사한 연구가 계속 진행되고 있다.

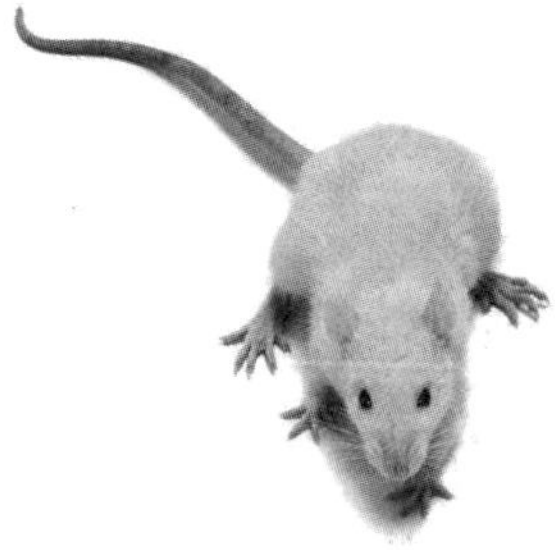

13-1. 흰쥐

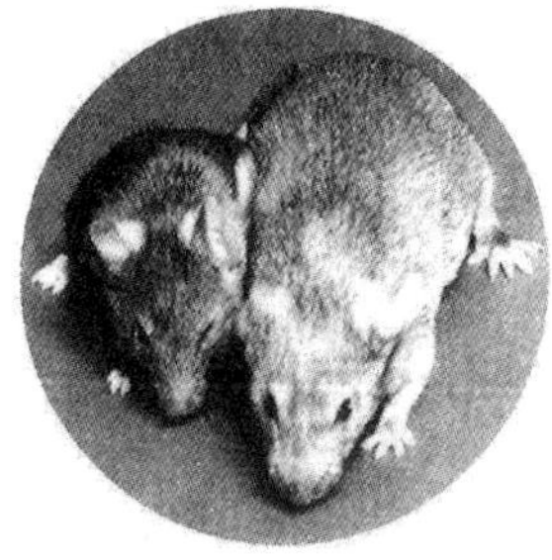

13-2. 수퍼마우스

② 녹아웃마우스

유전자재조합에는 크게 두 가지 유형이 있다. 필요한 유전자를 삽입하여 발현시키는 것과 불필요하거나 나쁜 영향을 미치는 유전자를 제거하여 기능을 하지 못하도록 하는 것이 그것이다. 특히 특정 유전자가 어떤 기능을 하는지 알아보려면 그 유전자만 빼버리고 생물체가 어떻게 변하는지 보는 것이 제일 빠른 방법이다. 이런 기술을 '녹아웃(knockout) 기술'이라 한다. 그리고 이러한 작업을 통해 만들어진 실험용 쥐가 바로 '녹아웃마우스'이다.

예를 들어 어떤 유전질환이 있는데 의심되는 유전자가 5종류 있다면 그 중의 어떤 것이 진짜 원인유전자인지를 알아내기 위해 녹아웃 기술을 사용할 수 있다. 만약에 그 유전자가 생존에 결정적으로 중요한 유전자라면 이를 녹아웃 시켰을 때 아예 태어나지 못할 수도 있다.

녹아웃된 유전자 자리에 사람 유전자를 대신 집어넣으면 이 쥐는 적어도 그 기능에서는 사람처럼 행동하게 된다. 즉 쥐의 면역유전자를 녹아웃시키고 대신 사람의 면역유전자를 그 자리에 집어넣으면 쥐에서 사람의 면역세포를 만들어 낼 수 있다. 또 녹아웃 돼지에 사람 면역유전자를 집어넣으면 그 돼지는 사람과 면역체계가 같게 된다. 이런 원리를 통해 동물에서 사람의 면역항체를 만들거나 돼지장기를 사람에게 이식하는 실험이 진행 중이다.

③ 반짝이는 눈의 생쥐

밤에 잠시 일어나서 물을 마시거나 화장실을 가려고 할 때 어두운 방과 마루를 지나다가 가구에 부딪히거나 발을 헛디딘 경험이 있을 것이다. 잠자는 애완동물을 밟을 뻔 한 적도 있을 것이다. 이럴 때

애완동물의 눈이나 털이 반딧불처럼 반짝거린다면 얼마나 좋을까? 화분의 난초나 장식해 놓은 장미 꽃잎이 밤마다 반짝인다면 얼마나 황홀할까.

상상 속의 이야기 같지만 더 이상 이런 일들이 상상만은 아닌 것 같다. 적어도 멀지 않은 미래에는 말이다. 반딧불의 빛을 내는 루시퍼라아제(luciferase)라는 효소 유전자를 애완동물에 재조합해 넣을 수 있기 때문이다. 이미 우리는 유전자재조합에 대해서 이야기한 적이 있다. 그리고 이러한 유전공학의 성공 사례들을 살펴 본적도 있다. 반딧불에서 형광 유전자를 뽑아내 애완동물이나 식물에 이식한다는 것은 걱정할 만큼 어려운 일은 전혀 아니다. 실제로 이 유전자를 이식해서 눈이 반짝이는 생쥐를 만든 사례가 있다.

문제는 얼마만큼의 상품성과 수익성이 있느냐 하는 것이다. 재조합 생물체를 만드는데 드는 비용이 적지 않으며, 가장 큰 문제점은 이런 식으로 유전자 조작을 한 생물체는 대개 불임이라는 것이다. 그래서 그만큼 수익성이 적은 것이다. 그러나 최근에 생명복제가 가능해지면서 이런 문제가 해결될 수 있게 되었다. 어렵고 비싸지만 일단 한 마리를 만들면 그 다음에는 무한정으로 복제할 수 있기 때문이다. 인간복제 가능성 때문에 아직 윤리적 장치가 제도적으로 정비되지 않았지만 빠른 시일내에 복제기술이 상용화되기를 기대한다.

형광 유전자를 가로수에 재조합하면 저녁 밤거리를 다닐 때 더 이상 가로등이 필요없게 된다. 이 말은 전기를 만들기 위해 화력이나 원자력을 사용할 필요가 없어 환경오염을 막을 수 있다는 뜻이다. 이런 점이 바로 바이오테크놀로지가 가져올 제2의 산업혁명인 것이다. 반딧불 유전자를 이식받은 가로수가 반짝거리는 길을 걸어 다니는 날이 곧 오기를 기대해도 좋을 것 같다.

④ 과일 주사 드세요

어린아이들을 키울 때 힘든 일중의 하나가 병원에 데려가는 것이다. 병원에 가면 주사를 맞는다는 생각 때문에 가지 않으려는 아이와 데려가려는 부모 사이에 신경전이 치열하기 때문이다. 또 거꾸로 말을 듣지 않는 어린이에게 가장 효과적인 방법이 말 안 들으면 주사를 놓는다고 하는 것이다. 사실 주사 맞는 것을 싫어하는 것은 어린이뿐만이 아니다. 어른들도 내색을 않을 뿐 속으로는 가능하면 주사를 피하고 싶을 것이다.

과일을 먹는 것으로 주사를 대신할 수 있다면 어떨까? 주사뿐 아니라 약도 과일로 대신할 수 있다면 아마 아이들이 학교에 안가고 대신 병원에 가려고 떼쓰는 진풍경을 보게 될 지도 모른다. 이론은 간단하다. 유전자재조합을 통해 필요한 약물 유전자를 과일에 재조합하는 것이다. 실제로 아프리카에서는 말라리아 백신 유전자를 야자 가로수에 넣어 전 국민을 예방시키려는 프로젝트가 구상 중에 있다고 한다. 길에서 야자를 따먹으면 자연스럽게 말라리아를 퇴치할 수 있는 것이다. 우리나라에서도 감자에 몇몇 유용 약물 유전자를 재조합한 적이 있다. 다만 감자는 날로 먹을 수 없다는 것이 이 연구의 옥에 티였다.

최근에 한국생명공학연구원에서 담배잎에 인슐린 유전자를 재조합하는데 성공하였다. 앞으로는 당뇨병 환자들에게 담배피우기를 적극 권유할지도 모르는 일이다. 미국의 유전자재조합 전문회사인 몬산토(Monsanto)에서도 유사한 실험들이 왕성하게 이루어지고 있다.

병원의 주사실이 없어진 대신 진료실에 가득 진열되어 있는 과일들. 그리고 병의 정도에 따라 딸기와 사과를 처방하는 선생님. 그 과일들을 먹기 위해서 꾀병을 부리는 어리아이들의 모습을 볼 수 있는 행복한 날이 어쩌면 바이오테크놀로지가 지향하는 미래인지도 모른다.

⑤ IQ 130의 생쥐

안경쓰고 책읽는 쥐를 본 적이 있나요? 아직은 초기 연구단계이지만 IQ 유전자를 쥐에게 재조합한 실험결과가 나왔다. 쥐에는 IQ 유전자가 2개 있는데 이를 복제해서 4개로 만들어 넣었더니 지능이 엄청나게 향상된 것이다. 지능이 향상되었다는 뜻은 기억력이 좋아졌다는 말이다. 쥐의 IQ 테스트는 이렇게 하였다. 먼저 보통 쥐와 유전자재조합 쥐를 나란히 세워놓고 그 앞에서 레고불럭 쌓는 모습을 여러 번 되풀이해 보여주었다. 그런 다음 깊은 통에 물을 채우고 그 속에 레고블럭들을 집어넣은 후 이 두 마리 쥐를 함께 빠트려 넣었다. 그랬더니 보통 쥐는 물속에서 허우적거리다 그냥 빠져 죽고만 반면 IQ 유전자를 복제한 쥐는 조금 전에 배운대로 차분하게 레고블럭을 쌓아올렸고 그걸 밟고서 물위로 올라와 살 수 있었다. 기억력이 향상된 것이다. 이 연구결과가 발표된 건 2000년이지만 성급한 사람들은 이 원리를 이용해 인간의 지능을 파격적으로 향상시킬 수 있다고 흥분해 있다. 물론 언젠가는 원하는 만큼 사람의 지능도 향상시킬 수 있을 것이다. 그러나 사람은 쥐보다 훨씬 복잡해서 IQ 유전자도 30여개나 되며 그나마 아직 대부분이 밝혀지지도 않았다.

IQ 유전자는 다른 유전자와 달라서 복제한다는 것 자체가 엄청난 의미를 가지고 있다. 지능, 감정, 정서처럼 형이상학적인 것들은 유전자에 의해 조절되지 않는다는 것이 그동안의 학설이었기 때문이다. 때문에 이런 것들을 조절할 수 있다면 마음대로 세상을 통제할 수 있다는 의미가 된다. 더욱이 치료 목적이 아니고 단순한 우생학적 목적으로 지능을 조작하다면, 그래서 지금보다 몇 배나 똑똑해진 사람들만 살 수 있는 세상이 된다면 과연 인류의 미래는 밝을 것인가?

한편 사람의 뇌 세포를 이식받은 쥐가 스탠퍼드 대학에서 개발되고 있다고 보도되어 화제이다. 이 쥐의 뇌에는 사람의 태아에서 채취한 줄기세포가 자라고 있다는 것이다. 물론 이러한 쥐를 개발하려는 목적이 사람처럼 생각하는 쥐를 만들기 위함은 아니니다. 뇌졸중, 알츠하이머병, 정신분열증 같은 질병에 대해 사람에게서는 임상실험을 할 수 없기 때문에 부득이하게 실험동물을 이용하려는 것뿐이다. 그러나 목적이야 어쨌든지 결국은 사람처럼 사고할 수 있는 동물이 탄생할 수 있다는 가능성 때문에 논란의 대상이 되는 것은 당연하다 하겠다. 이와 반대로 이미 뇌세포가 다 죽은 치매환자에게 어린 쥐의 뇌세포를 뿌려 기억을 되살리는 연구도 진행 중에 있다.

⑥ 미토콘드리아로 질병을 예측하자

세포에는 미토콘드리아[45]라고 하는 작은 소기관들이 수백 개 들어있다. 미토콘드리아는 에너지를 만들어내는 일종의 발전소 같은 기관이다. 세포가 살아가려면 영양분과 에너지가 필요한데 미토콘드리아가 이를 만들어서 공급해주는 것이다. 미토콘드리아는 세포 안에 들어있지만 세포와 별도로 스스로 분열하면서 살아갈 수 있는 자발적인 기관이다. 때문에 미토콘드리아에는 자체 DNA가 따로 들어있다. 사람의 DNA 중 99% 이상이 세포핵에 들어 있다면 약 1% 정도가 미토콘드리아에 들어있는 셈이다. 미토콘드리아는 분열속도가 빠르기 때문에 DNA가 복제되는 과정에서 돌연변이가 자주 일어난다. 사람마다 미토콘드리아 DNA의 염기서열이 조금씩 다른 이유도 바로 이런 잦은 돌연변이 때문이다.

최근에 일본의 한 연구팀이 돌연변이에 따라 미토콘드리아를 150여종으로 분류하였다. 그리고 유형별로 당뇨병 같은 질병에 걸릴 확률이 다르다는 주장을 하였다. 미토콘드리아의 활동이 활발한 경우 에너지 소모가 그만큼 많기 때문에 당뇨병에 걸릴 확률이 낮다는 이론이다.

실제로 환자들을 조사한 결과 이 이론은 상당히 근거가 있는 것으로 보고되었다. 환경호르몬 때문에 미토콘드리아의 기능이 떨어진다는 보고도 있고 이 때문에 비만이 초래된다는 연구 또한 있다. 미토콘드리아 DNA를 연구하면 멀지 않은 장래에 비만과 당뇨병을 정복할 수 있을 거라는 기대이다.

45 에너지를 생산하는 세포내 소기관. 세포가 필요로 하는 에너지를 미토콘드리아가 공급하고, 세포는 미토콘드리아를 외부 환경으로부터 보호해준다. 이런 현상을 공생이라 한다.

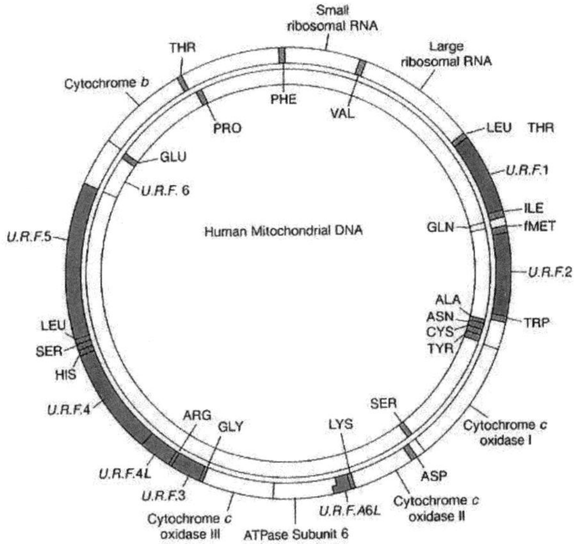

13-3. 미토콘드리아의 유전자

⑦ DNA 컴퓨터

IT 열풍으로 인해 컴퓨터가 없는 집이 없을 정도로 컴퓨터는 이제 생활 필수품이 되어 버렸다. 컴퓨터 연산을 위해 사용되는 부속은 실리콘 칩(silicon chip)이다. 만일 실리콘 칩을 DNA 칩(DNA chip)으로 대치하면 어떨까?

1994년 남가주대학(Southern California University)의 에이들만(Leonard Adleman) 교수는 DNA를 잘만 응용하면 일반 실리콘 칩처럼 정보 저장과 처리에 이용할 수 있을 거라는 데에 생각이 미쳤다. 그는 곧바로 DNA를 시험관에 넣어 몇 가지 수학 문제풀이에 적용해보았고 성공적인 결과를 얻음으로써 이를 현실화하였다. 이후 전 세계의 연구소들이 생물학(BT)과 정보기술(IT)을 융합시킨 이 분야에 뛰어들었으며, 초당 수 조개의 동시 연산이 가능한 DNA 칩 개발에 박차를 가하고 있다. DNA 칩은 실리콘 칩보다 몇 십 배나 작으면서도 훨씬 많은 정보를 저장할 수 있는 것이 강점이다. 알파벳 염기서열인 A, C, G, T의 조합으로 정보를 저장하면 $1nm^2$ 안에 대충 음악 CD 한 장을 넣을 수 있을 정도로 집적력이 우수하다.

아직까지는 DNA가 기존의 실리콘 기반 컴퓨터를 대체한다기보다 이를 보완하는 정도에 그치고 있다. 현재 가장 유망한 응용분야는 제약산업이다. 이미 유명한 제약회사의 연구소들에서는 DNA 칩을 인체에 삽입해서 혹시나 이상한 세포변화가 있는지 늘 감시하고 변화를 보일 경우 자동으로 약물을 그 세포에 전달해 암 같은 난치병을 치료하려는 노력을 하고 있다.

⑧ 삼배체 물고기

유전자변형 농산물과 함께 우리 식탁에 오르고 있는 것 중의 하나가 바로 삼배체(3n) 물고기이다. 자세한 방법을 따로 설명하지는 않겠지만 보통 물고기의 염색체가 이배체(2n)인데 비해 삼배체물고기는 염색체의 양을 일부러 늘린 것이다.
다배체 생물이 최근에 들어 처음 나온 것은 아니다. 식물에서는 오래전부터 인공 다배체 방법을 품종 개량에 이용해 왔다. 우리가 잘 알고 있는 씨 없는 수박도 다배체 처리를 통해 만들어진 것이다. 이처럼 삼배체 생물은 자손을 만들 수 없다. 삼배체 어류도 염색체 숫자가 맞지 않아서 역시 불임이다. 그렇다면 새끼를 낳지 못하는 것을 알면서도 어려운 과정을 통해 굳이 삼배체 어류를 만드는 이유는 무엇일까? 그 이유 역시 불임에 있다. 물고기가 불임이 되면 수명이 연장되고 고기 맛이 훨씬 나아지기 때문이다. 생식에 소모되는 영양분이 고스란히 남아서 맛으로 전환되며 면역성이 있어서 쉽게 질병에 걸리지 않는 것이 장점이다.
그러나 몇 가지 장점만을 위해 주위의 생물들을 무분별하게 조작해 나간다면 생태계의 질서를 치유 불가능한 상태로 어지럽히고야 말 것이라는 점을 명심해야 할 것이다.

⑨ 제대혈

인류 건강의 최대 위협 중 하나는 간질환, 뇌졸중, 당뇨병, 심장병, 알츠하이머병, 파킨슨병, 척수손상 등의 난치병이다. 이들이 불치병은 아니라는 것을 우리 모두가 잘 알지만서도 아직은 적합한 치료방법이 없어 답답한 실정이다. 그래서 필요한 것이 바로 줄기세포이다. 난치성 질환들의 공통점은 세포가 점차 퇴화되어 제 기능을 못하는 것이 원인이므로 줄기세포를 이용해서 정상적인 세포를 따로 배양한 다음 문제가 된 세포를 빼내고 그 자리에 주입해주면 되는 것이다. 특히 자기 세포를 이용해서 줄기세포를 만들면 면역거부반응도 간단히 해결할 수 있다. 그럼에도 불구하고 앞에서 수차례 논의한 것처럼 줄기세포를 만들려면 생명복제 기술이 응용되어야 함으로 아직은 해결되어야 할 윤리적 문제가 산적해있다. 이러한 윤리 문제를 해결해줄 해답 중 하나가 바로 제대혈이다.

수정란이 자궁에 착상한지 2주 정도 지나면 탯줄이 형성되고 그 주변으로 태반이 만들어진다. 탯줄과 태반은 한 생명체가 탄생하기 위해 꼭 필요한 조직이지만 일단 아기가 태어나고 나면 그냥 폐기하는 것이 보통이다. 제대혈(cord blood)[46]은 바로 아기의 탯줄혈액이다. 이제 막 태어난 신생아의 탯줄과 태반에 있는 혈액이다. 그렇다면 왜 제대혈이 주목을 받는 것일까? 제대혈은 신생아가 발생할 초기부터 같이 만들어진 것이라서 이 안에 각종 줄기세포들이 풍부하기 때문이다. 특히 혈액과 면역체계를 만드는 조혈모세포와 연골, 뼈, 근육, 신경 등을 만드는 줄기세포들이 풍부하게 들어있다. 따라서 이제까지는 그냥 버렸던 탯줄과 태반으로부터 제대혈을 추출해서 보관하였다가 장기가 필요할 때 이 안에 들어있는 줄기세포로 조직을 배양해 치료하면 되는 것이다. 더욱이 제대혈은 자기 자신의 혈액이므로 조직적합성이 환자 자신과 완벽하게 일치하다는 점, 그래서 면역거부가 전혀 없다는 점, 가족 구성원에게도 조직적합성이 일치할 확률이 매우 높다는 등의 장점이 있다.

제대혈 이식은 1988년 프랑스에서 최초로 시행되었고, 그 이후 미국, 유럽 등의 선진국에 경쟁적으로 제대혈 은행이 설립되었다. 우리나라에도 1996년 동산의료원에서 재생불량성 빈혈환자에게 동생의 제대혈을 처음 이식한 사례가 있다. 제대혈 말고도 태반이 간질환, 아토피성 피부염, 류머티즘성 관절염 등의 치료제로 주목받고 있다.

46 신생아의 탯줄에서 분리한 혈액. 미분화된 줄기세포가 많이 들어있기 때문에 장기이식을 목적으로 한 조직배양에 이용되고 있다.

⑩ 형질전환동물

형질전환은 유용 유전자를 목표로 하는 세균이나 동식물에 넣어 우리 목적에 맞도록 그 형질을 변화시키는 것이다. 최초의 형질전환동물은 1983년에 만들어진 사람 성장호르몬 유전자를 이식받은 '수퍼마우스'이다. 형질전환동물은 유전자를 재조합하기만 하면 동식물의 형질을 마음대로 바꿀 수 있다는 점에서 앞으로 대단한 가능성을 가지고 있다. 돼지나 원숭이에게 사람의 면역유전자를 재조합해서 이식용 장기를 만들 수 있고, 고가의 의약 유전자를 젖소에 넣어 우유에서 그 약물을 짜낼 수도 있다. 가로수에 반딧불 유전자를 넣으면 저녁 어스름할 때 자동으로 반짝반짝 나무들이 빛나므로 전기가 필요없는 제 2의 산업혁명을 기대할 수도 있다. 이밖에도 식량난 해결, 혈전증치료제, 조혈촉진제, 암치료제 등과 같은 고가의 약품이나 호르몬을 생산하기 위해 형질전환기술을 응용할 수 있다.

우리나라의 형질전환 산업화는 선진국보다 다소 뒤쳐져 있는 실정이다. 그러나 늦은 출발에도 불구하고 기술이 축적되어 있기 때문에 최근 몇 년 동안 각종 형질전환동물들을 만들어내는데 성공하였다. 빈혈치료제인 에리트로포이에틴(erythropoietin)을 돼지 수정란에 넣어 만든 '새롬이'와 면역치료제인 백혈구증식인자를 형질전환시킨 흑염소 '메디', 그리고 락토페린(lactoferin) 유전자가 재조합된 젖소 '보람이'가 그들이다. 지금도 탈수치료제인 알부민(albumin)을 생산해 내는 형질전환 닭을 개발하는 중이다.

이렇게 형질전환기술은 21세기 바이오테크놀로지의 핵심기술 중 하나이다. 우리나라도 빨리 이 분야의 기술개발과 고부가가치 산업에 뛰어들어 바이오선진국으로서 발돋움해야 할 것이다.

⑪ 비만유전자와 대머리유전자

우리는 가끔 비만과 대머리를 치료할 수만 있다면 노벨평화상 감이라고 농담을 한다. 사실 이 둘은 치명적인 병은 아니지만 어쨌든 많은 사람들이 고민하는 질환이다. 이 두 질병이 쉽게 고쳐지지 않는 이유는 실험동물이 없기 때문이다. 왜냐하면 사람처럼 살이 찐 생쥐 그리고 대머리 생쥐가 있어야 신약을 개발하고, 또 그 개발된 신약을 시험해 볼 터인데 그럴 모델동물이 없다는 것이다. 그리고 아직 이 두 질환과 직접 관련된 유전자도 찾아내지 못했다. 최근에 여러 연구실에서 실험동물을 개발하려 했고 이 노력에 서광이 보이고 있어 조만간 비만과 대머리 유전자도 하나씩 밝혀지리라 기대된다.

비만이 유전 요인과 관련있다는 것은 대체로 잘 알려져 있다. 부모가 모두 비만이면 자식이 비만일 확률이 60%, 부모 한쪽만 비만이면 50%, 부모 모두 비만이 아니면 10%라는 연구결과가 있기 때문이다. 유전외의 비만의 원인은 물질대사의 불균형이다. 즉 에너지 섭취량과 소비량이 불균형하기 때문에 나타나는 현상이다. 비만의 경우 전체 체지방 양에 관한 정보를 뇌에 전달하는 유전자가 고장일거라는 추측이 지배적이다. 현재까지의 연구를 보면 여러 유전자가 관련되어 있을 것 같은데 SCD-1이라는 유전자도 그중의 하나이다. SCD-1은 지방 형성을 촉진하기 때문에 이론상 이 유전자를 억제할 수만 있다면 비만을 막을 수 있을 것으로 본다.

⑫ 유전자변형농산물

GMO는 유전자가 조작된 생물을 통칭하는 말이지만 보통 유전자변형 농산물을 지칭한다. 유전자변형 농산물이란 유전공학 기술을 이용해 형질전환 시킨 농산물을 말하는 것이다. GMO는 식량 문제의 해결사라는 가능성 때문에 몇 가지 문제점에도 불구하고 큰 기대를 모으고 있다. 외부환경에 더 강한 농작물은 그만큼 생산성 증대를 가져올 것이기 때문이다.

GMO를 만드는 목적은 크게 세 가지이다. 첫째는 병충해 저항성이나 제초제 내성 등을 가진 품종을 개발하여 생산성 증대를 가져오기 위해서이다. 두 번째는 고단백질 옥수수나 고녹말 감자처럼 영양성을 높이고 건강 작물로서 소비자의 편익을 증대시키기 위한 것이다. 세 번째는 특정 물질을 생산하는 공장의 역할로써 알부민과 인슐린을 생산하도록 형질전환된 담배, 질병 치료용 면역항체를 생산하는 옥수수 등이 그 예이다.

현재까지 유전자조작으로 얻은 식물은 옥수수, 콩, 토마토, 감자, 벼 등 30여 종이며, 세계적으로 특허를 받은 GMO 품종은 무려 80종에 이른다. 잎을 먹으면 해충이 죽도록 개발된 Bt 옥수수(Bt maize), 제초제에 내성을 가진 라운드업레디콩(round-up ready soybean), 쉽게 익지 않는 프레이버세이버 토마토(flavor saver tomato) 등이 대표적 예이다.

프레이버세이버 토마토는 미국의 칼젠(Calgen)이라는 유전공학 회사가 개발해 세계 최초로 판매에 성공한 GMO이다. 유전자의 기능을 일시적으로 멈추게 하여 열매가 잘 익지 않고, 시간이 지날수록 물링해지는 단점을 보완한 것으로 장거리 운송이 가능하고 겨울철에도 판매할 수 있다는 이점을 가지고 있다. 안전성 문제가 아직도 약간의 논쟁거리이지만 유전자변형을 시도한 첫 번째 사례라는 점에서 그 의의가 크다고 할 수 있다.

GMO를 연구하거나 만들어내는 사람들은 GMO가 지구촌 가장 큰 문제 중의 하나인 식량난을 해결할 수 있는 최우선책이라고 주장한다. 기존의 품종개량과는 비교할 수 없을 만큼 강한 형질의 농산물이 생산됨으로써 생산량 증대를 가져오고, 이러한 생산량의 증대는 바로 식량난에 허덕이는 사람들에게 구원의 손길이 될 것이라는 것이 그들의 주장이다.

그러나 유전자를 응용하여 변형시켜서 새로운 품종이나 생물체를 만드는 것을 소설 '프랑켄슈타인'에 나오는 괴물에 비유하여 프랑켄슈타인 식품이라고 하면서 반대하는 사람들이 많은 것도 사실이다. 이들은 식품의 안전성 문제와 환경 · 생태계의 파괴 문제를 들어 GMO를 비판하고 있다.

GMO 식품의 안전성 문제는 다음과 같은 것이다. 앞에서 예를 든 프레이버세이버도 유전자조작 과정에서 카나마이신(kanamycin)[47]의 내성 유전자를 사용했는데 이 토마토를 먹으면 카나마이신의 내성유전자가 우리 장에 들어가 나쁜 세균 속으로까지 흘러 들어가게 되고 그러면 아무리 항생제를 써도 그 세균을 죽일 수 없게 된다는 것이다. 알레르기를 일으킬 수 있다는 것도 GMO의 단점 중 하나이다.

Bt 옥수수의 경우도 해충을 죽이도록 개발되었지만 꽃가루가 다른 나비들의 유충마저 죽인다는 사실이 밝혀짐으로써 미처 생각지도 못한 결과를 불러 일으켰다. 이런 것들이 모두 GMO의 안전성에 대해 의문을 갖게 하는 요소 중 하나가 된다.

GMO는 장점도 있지만 반대로 생물의 다양성을 파괴할 가능성이 농후하다. 일반 작물보다 생존확률이 높은 GMO가 오랜 시간이 지나면 환경에 더 잘 적응할 것이고 결국에는 GMO만이 살아남을 것이기 때문이다. 결국 생물은 유전적 다양성을 잃게 될 것이고 만일 그 GMO가 견디지 못하는 환경이 닥쳐오면 획일화된 종이 멸종해 버릴 수도 있기 때문이다.

⑬ 바이오에너지

'삼색 바이오테크놀로지 혁명(three colored biotechnology revolution)'이라는 용어가 최근에 화두가 되고 있다. 생명의 근원인 피를 상징하는 보건 · 의료 기술의 붉은 색과, 청정 환경을 표방하는 농업 · 식량의 녹색, 그리고 바이오에너지의 개발을 표현하는 흰색이 그것이다.

지난 20세기까지만 해도 인류가 무상으로 신에게서 받아 혜택을 누린 석유자원이 이미 고갈되고 있다는 것은 신문지상을 통해 누구나 다 아는 사실이다. 통계에 따르면 매장된 석유만으로는 앞으로 30년도 채 넘기지 못할 것이라는 급박한 예측도 나오고 있다. 석유화학 덕분에 그동안 발전했던 무수한 산업들을 생각하면 앞으로는 그 방향이 어디로 흘러갈지, 그리고 미래사회가 정말 잘 버티어나갈 수 있을지 예측조차 불가능한 상태이다. 거리의 자동차들이 서버리고, 나일론과 플라스틱 등 석유로 만들었던 합성 제품들이 사라지면서 다시 원시시대로 돌아갈지도 모른다고 말하면 너무 극단적인 표현일까? 어쨌든 분명한 것은 대처 수단이 없이 석유에의 의존도가 그동안 너무 높았다는 것이다. 오죽하면 오일분쟁이란 말이 만들어졌고, 중동 부호국가들이 탄생했으며, 이를 둘러싸고 또 얼마나 많은 전쟁을 해왔는지 우리는 잘 알고 있다. 이제 석유의 고갈과 함께 분명한 것은 앞으로의 문화가 바뀌고 누가 미래의 강대국인지 그 판도가 달라질 것이라는 것이다.

문제는 석유를 대체할 에너지가 무엇이냐 하는 것이다. 그것도 대체 에너지 개발을 위한 시간적 여유가 많지 않은 현 상태에서 말이다. 그래서 이에 발맞추어 미국과 유럽이 내놓은 전략이 바로 바이오에너지이다. 바이오에너지를 석유의 검은색과 대비해서 '화이트 연료'라고도 한다. 바이오에너지는 우리가 석유 때문에 그동안 겪었던 환경오염에서 벗어나고자 하는 청정 연료 개념과도 맞아 떨어지기 때문에 더욱 기대되는 신개발 연료이다. 일부는 이미 개발 단계에 와있는 것도 있는데 옥수수와 사탕수수를 미생물로 발효시켜 얻은 바이오에탄올과 생물성 지방에 알코올을 넣어 반응시킨 바이오디젤이 그들이다. 미국은 2012년까지 현재 휘발유 소비량의 5% 이상을 바이오에너지로 대체하겠다고 공언하였고, EU는 그보다 앞선 2010년까지 휘발유 사용의 7%를 바이오에탄올로 대체하겠다고 선언하였다. 우리나라도 바이오디젤의 혼합 양을 5%까지 늘리자는 제안을 도입한 바 있다. 게다가 100년 전에 실패한 기술로 알려졌던 바이오부탄올 생산도 지금은 적극적으로 재검토되고 있다. 미생물인 클로스트리디움(Clostridium)의 게놈프로젝트가 완성되면서 유전자 조작을 통한 대량생산의 실마리가 잡혔기 때문이다. 벌써 이 기술들을 더욱 고도화하고 실용화시키기 위해서 각국이 엄청난 경쟁을 벌이고 있는 실정이다.

앞서 말한 것처럼 석유는 우리에게 그동안 참으로 많은 혜택을 안겨주었다. 때문에 이를 완전하게 대체하는 것은 결코 만만치 않을 것이다. 그럼에도 불구하고 우리가 그동안 눈여겨보지 않았던 식물들과 미생물을 잘 이용하면 금명간 거의 모든 석유 제품을 대체할 수 있을 걸로 과학자들은 믿고 있다. 플라스틱이나 고무, 비료도 이를 축적하거나 생분해하는 미생물을 이용하면 대량 생산이 가능하다는 것이다. 유산균으로 건초를 발효시켜 만든 천연 비료도 개발 검토 중에 있다.

바이오 제품은 공해가 없고 무해하다는 것이 최고의 장점이다. 단점이라면 그 공정이 복잡하고 개발과 실용화까지 엄청난 투자 비용이 들어간다는 것이다. 그럼에도 불구하고 언젠가는 분명히 신이 선물하신 천연자원에만 매달릴 수 없는 시대가 분명히 올 것이기에 지금부터 미리 단계적 준비를 하는 것이 풍요로운 미래를 위한 현명한 접근이라 하겠다.

20세기가 산업위주의 시대였다면 21세기는 이제 인류 그 자체의 시대이다. 우리는 지금 무공해와 그린환경을 바탕으로 오래 살고 건강하게 사는 삶이 추구되는 문화의 정점에 와있기 때문이다. 그리고 이런 것들을 성취하는 한 방법이 바로 바이오테크놀로지이다. 물론 일부에서는 바이오에너지로의 대체를 위해서는 옥수수나 사탕수수를 엄청나게 대량으로 심어야 하고 이 때문에 생길 수 있는 또 다른 부작용들 - 즉 비료 대책, 찌꺼기 처리 문제 등을 걱정하기도 하지만 그럼에도 불구하고 이제 우리에게는 더 이상의 다른 대책이 없다는 것을 모두 공감하고 있다. 정말로 앞으로는 바이오매스를 많이 확보한 농업국가가 21세기의 새로운 강대국으로 부상할 지도 모를 일이다.

47 항생물질의 한 종류

제14장

생명윤리법

생명윤리(bioethics)는 '생명'을 의미하는 'bio'와 '윤리'를 뜻하는 'ethics'의 합성어이다. 바이오테크놀로지는 비록 그 역사가 짧지만 인류 역사상 최고라 할 정도로 영향력이 엄청난데다가 그 성장 또한 지나치다 할 정도로 급속하였다. 지금도 한 가지 연구 성과가 발표되면 그에 대해 미처 충분한 토의가 이루어지기도 전에 새로운 기술이 또 보고되곤 한다. 그러다 보니 바이오테크놀로지가 몰고 올 사회적, 윤리적 문제들에 대해 이미 경고가 여러 차례 제기되었고 안전성에 대한 우려도 사회 각계에서 지속적으로 논의되고 있다.

생명윤리법은 생명현상을 연구하고 생명체를 대상으로 연구할 때, 특히 사람의 신체나 조직이 그 연구에 포함될 때 야기될 수 있는 각종 윤리적 문제들을 사전에 예방하기 위해 만들어진 법규이다. 생명윤리법의 목적은 과학의 발전은 허용하되 잘못된 사용을 막고 연구와 응용과정에서 야기될 수 있는 문제점들을 미리 예방하고자 하는 것이다.

생명윤리법은 크게 기술적문제와 그의 소유권, 그 기술의 올바른 사용과 절차에 따른 윤리적 문제의 두 가지 차원으로 생각할 수 있다. 최근에 우리나라를 떠들썩하게 만들었던 인체줄기세포 조작사건은 이 두 가지 면에서 충분히 조명해볼 만하다 하겠다. 인체줄기세포 연구의 궁극적 목표는 인간복제가 아닌 줄기세포 생산이었고 일차적으로 이를 위한 한국고유의 기술을 개발, 보전하는 것이었다. 문제는 이 과정에서 여러 가지 절차상 문제들이 투명하지 못하였고 그것으로 인해 여러 윤리적 문제들이 대두되었다는 것이다. 최고의 문제는 논문 조작에서 부터 시작된다. 과학자가 아닌 보통 사람들이 보기에는 보다 큰 목적을 위해 무시해버릴 수도 있는 문제 같지만 사실상 과학계에서는 씻지 못할 부도덕한 일이기 때문이다. 아직도 이 문제에 대해서는 더 자세한 검증이 필요하지만 실험실의 각종 데이터 관리 부실 등 책임은 여전히 남아있다. 무엇보다도 난자 채취 과정에서의 의혹은 지금도 남아있다. 보도에 의하면 그 숫자도 정확치 않고 기록조차 분명하지 않은 것 같다. 결국 이 문제는 인터넷을 통해 회람되면서 찬성파와 반대파를 만들어내는 등, 그리고 종교적 갈등까지 일으키는 등 웃지 못 할 희대의 코미디가 되고 말았다.

바이오테크놀로지의 급속한 발전이 이루어지기 전까지는 생명윤리에 대한 논쟁이 주로 의료 사고나 의사의 윤리의식 수준을 논하는 정도였다. 예를 들어 정신적 문제가 있는 사람을 강제적으로 입원시켜도 되는지, 뇌수술 같은 어려운 수술을 본인의 동의없이 실시해도 되는지 같은 문제, 안락사에 대한 인정 문제와 식물인간 상태에 있는 뇌사환자에 대해 치료를 계속하는 것이 옳은지의 문제, 장기이식 · 체외수정 · 출생 전 진단 · 각종 인체실험 · 직업적 대리모 등의 문제가 그것들이다.

그러나 최근 유전자재조합과 유전공학의 급속한 발달로 인해 이전에는 생각조차 해보지 못했던 생명복제 같은 문제점들이 새롭게 생겨났고 이에 따라 생명윤리법의 개정 역시 시급히 필요하게 되었다.

지금은 포스트게놈시대이다. 인간게놈프로젝트가 완성되었기 때문에 개인의 유전적 정보가 노출되어 취업이나 결혼 등 생활 전반에 있어서 차별을 받게 되거나, 자신도 알지 못하는 사이에 자신과 똑같은 복제인간이 태어나 거리를 활보하거나, 생체실험에 사용될 수 있는 가능성을 배제할 수 없게 되었다. 유전적으로 불량한 자신의 2세가 생활에 불이익을 당하거나 결혼 또는 출산 자체를 거부당하게 될 지도 모른다는 우려가 당연히 나오고 있고 그만큼 생명윤리법의 중요성은 커지고 있는 것이다.

생명과학과 법

생명윤리법의 기본은 생명을 존중하는 것이다. 그렇기 때문에 과학적으로 필요하지 않은 실험은 금지하는 것을 원칙으로 하고 있다. 물론 국가별로 의견의 차이가 있지만 근본적인 관점에서는 대체로 동의하고 있는 편이다. 서구 선진국들은 이미 대통령 직속으로 해당 위원회를 설치하기도 하였고, 여기에 생물학자, 의사, 윤리학자, 사회학자, 사회단체 등이 참여해 함께 머리를 맞대고 실험에 포함된 사람과 실험동물의 권리를 최대한 보장하려고 하고 있다. 우리나라도 대통력 직속기구로 국가생명윤리심의위원회(생명윤리위)를 설치해 관련법 제정과 개정을 맡기고 있다.

여기에는 단순히 연구의 방향이나 원칙을 정하는 것을 넘어서 연구결과를 어떻게 적용할지 그 범위와 관리 차원 문제도 구체적으로 포함되어 있다. 그러나 바이오테크놀로지의 발전 속도가 워낙 빨라서 대부분의 기술적 발전을 사회윤리학이 미처 따라잡지 못하거나 이미 적용되거나 응용되고 난 후에야 법적, 도덕적 잣대가 생성되기 때문에 당연히 어려운 점이 많을 수밖에 없다.

특별히 최근에 화두가 되고 있는 체세포복제 배아줄기세포 연구는 생명윤리법의 핵심이 되어 있다. 체세포복제가 곧 인간복제로 이어질 수 있기 때문이다. 이 때문에 미국은 인간복제실험에 국가 공공기금이 흘러들어가지 않도록 엄격하게 금지하는 등 나름대로 자구책을 세우고 있다. 복제양 돌리를 처음 탄생시킨 영국도 허가없이는 인간배아와 관련된 실험을 절대 금하고 있다. 그러나 아직 숨어서 진행되는 실험까지 금지할 방도는 없으며 연구비를 동결시키는 것은 너무도 소극적이라는 견해도 있다. 그럼에도 불구하고 이 두 나라의 법률적 행보는 다른 나라에 엄청난 영향을 미치기 때문에 대단히 중요하다 하겠다. 현재 만들어진 법률안을 보면 최소한의 인간 존엄성을 지키려고 노력하였지만 동물과의 잡종 배아복제에 대한 구체적인 명시가 없다는 점이 아쉽다고 할 수 있다. 이 외에 유럽연합에서도 인간복제에 대한 전 세계적인 금지를 제안하는 등 생명조작을 법률적으로 엄격하게 금하려는 움직임을 보이고 있다.

우리나라도 여러 가지 공청회를 통해 사회적 의견을 수렴하고 있지만 각 부처간의 의견이 엇갈리고 있고 또 사회적 관심도 상대적으로 부족해 법제정에 어려움을 겪고 있는 현실이다. 게다가 무조건 배아복제를 금지할 수만은 없는 것이 각종 난치병과 불치병에 희망을 줄 줄기세포를 얻기 위해서는 일부의 복제가 최소한 필요하기 때문이다.

여기서 다시 한 번 언급할 수밖에 없는 것이 인체줄기세포 조작사건이다. 이 사건 이후 우리나라에서는 사실상 체세포배아복제를 이용한 줄기세포 연구가 중단되었고 그 사이에 영국과 미국 등 경쟁국들에게 안타깝게 추월당하고 말았다. 실제로 처음에는 우리나라와 공동으로 연구를 시작했던 하버드대학 연구팀이 그동안 독자적인 체세포 배아복제 실험에 들어갔고, 영국과 호주도 정부 차원에서의 연구지원을 따로 약속했을 정도이다. 물론 이미 추월당한 것에 대하여 누구에게 책임을 지울 수는 없겠지만 21세기 바이오테크놀로지의 선두를 쟁취하기 위한 각국의 치열한 경쟁을 생각해 볼 때 개인 연구자의 작은 실수가 너무나도 막대한 국익 손실을 초래하고 말았다는 비난은 적어도 피할 수 없을 것이다. 더욱 큰 문제는 우리나라의 생명윤리법이 그동안 다른 연구팀 외에는 체세포배아를 복제하는 것 자체를 금지하고 있었다는 것이다. 이 말은 정부가 사실상 특정 연구팀에게만 특혜를 주고 있었다는 말이다.

이런 이유로 정부는 2007년 3월에 생명윤리위를 통해 체세포복제 배아연구를 재개할 수 있도록 개정된 시안을 마련하여 발표하였다. 즉, 잠시 중단되었던 체세포복제 배아연구를 제한적으로 허용한다고 발표한 것이다. 앞에서 말했듯이 그동안의 생명윤리법은 특정팀에만 연구가 가능하도록 되어 있었지만 이제 비로소 모든 연구팀에 연구가 허용된 것이다. 이날 발표의 핵심적 내용은 '제한적 허용'이다. "제한적 허용"이란 의료기관에서 불임치료용으로 쓰려다가 수정되지 않아 폐기될 예정인 난자만을 연구용으로 쓸 수 있게 한다는 의미이다.

구체적으로 연구에 사용할 수 있는 난자는 다음 5가지로 제한된다. 첫째, 불임치료용으로 쓰려고 채취해서 얼려 놓았지만 환자가 다른 난자로 임신에 성공해 더 이상 필요가 없어진 난자. 둘째, 불임시술에 쓰이기에는 아직 성숙하지 않은 난자. 셋째, 불임 또는 부인성 질환을 치료하기 위해 적출된 난자 중 아직 미성숙한 난자. 넷째, 체외수정에 실패했거나 수정되지 않아 환자가 포기한 난자. 다섯째, 불임치료를 위해 기증됐으나 받을 사람이 없어서 폐기 대상으로 분류된 난자 등이다.

그러나 이번 결정에도 불구하고 생명윤리의 절대적 필요성을 강조하는 종교계와 여성계는 서면의결 과정에 불참하였고, 과학자들도 연구에 사용할 수 있는 난자의 범위를 지나치게 제한해서 사실상 배아복제 연구를 가로막고 있다고 불만을 제기하고 있다.

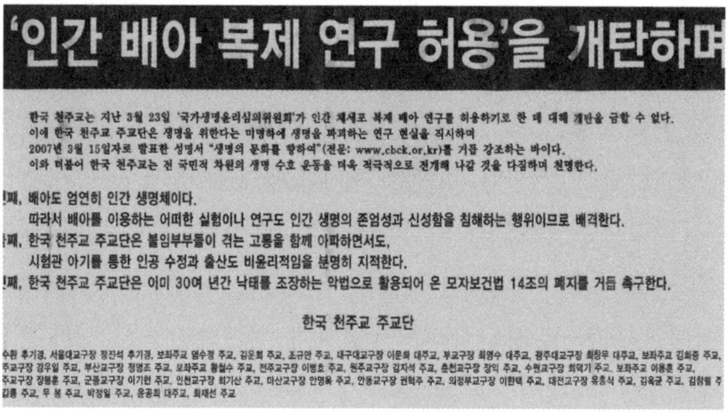

'인간 배아 복제 연구 허용'을 개탄하며

한국 천주교는 지난 3월 23일 '국가생명윤리심의위원회'가 인간 체세포 복제 배아 연구를 허용하기로 한 데 대해 개탄을 금할 수 없다.
이에 한국 천주교 주교단은 생명을 위한다는 미명하에 생명을 파괴하는 연구 현실을 직시하며
2007년 3월 15일자로 발표한 성명서 "생명의 문화를 향하여"(전문: www.cbck.or.kr)를 거듭 강조하는 바이다.
이와 더불어 한국 천주교는 전 국민적 차원의 생명 수호 운동을 더욱 적극적으로 전개해 나갈 것을 다짐하며 천명한다.

째, 배아도 엄연히 인간 생명체이다.
따라서 배아를 이용하는 어떠한 실험이나 연구도 인간 생명의 존엄성과 신성함을 침해하는 행위이므로 배격한다.
째, 한국 천주교 주교단은 불임부부들이 겪는 고통을 함께 아파하면서도,
시험관 아기를 통한 인공 수정과 출산도 비윤리적임을 분명히 지적한다.
째, 한국 천주교 주교단은 이미 30여 년간 낙태를 조장하는 악법으로 활용되어 온 모자보건법 14조의 폐지를 거듭 촉구한다.

한국 천주교 주교단

수환 추기경, 서울대교구장 정진석 추기경, 보좌주교 염수정 주교, 김운회 주교, 조규만 주교, 대구대교구장 이문희 대주교, 부교구장 최영수 대주교, 광주대교구장 최창무 대주교, 보좌주교 김희중 주교,
주교구장 강우일 주교, 부산교구장 정명조 주교, 보좌주교 황철수 주교, 전주교구장 이병호 주교, 원주교구장 김지석 주교, 춘천교구장 장익 주교, 수원교구장 최덕기 주교, 보좌주교 이용훈 주교,
주교구장 장봉훈 주교, 군종교구장 이기헌 주교, 인천교구장 최기산 주교, 마산교구장 안명옥 주교, 안동교구장 권혁주 주교, 의정부교구장 이한택 주교, 대전교구장 유흥식 주교, 김옥균 주교, 김창렬 주
김룡 주교, 두 봉 주교, 박정일 주교, 윤공희 대주교, 최재선 주교

14–1. 천주교의 "개정 생명윤리법"에 대한 반대 성명

우리나라뿐만 아니라 다른 나라도 비슷한 고민을 가지고 있다. 비록 인간의 윤리와 가치가 절대적인 것이라 할지라도 생명윤리를 법으로 제정하는 데에 대해서는 국가마다 현실적 이득을 놓고 견해의 차이를 분명하게 보이고 있다. 일부 개발도상국들은 기술을 선점하고 특허를 취득하기 위해서 연구에 훨씬 관대한 모습을 보이고 있는 것도 현실적 사실이다. 법률 역시 어디까지나 사람이 만든 것이므로 절대적 윤리관이나 가치관에 따라서라기보다 생명공학의 발전양상에 따라, 또 언제든 국가의 이익을 좇아 변할 여지가 많다는 것도 인정을 해야 하지만 이것이 또한 공정한 법안 마련에 어려운 걸림돌이 되기도 한다.

결국 어떠한 법안도 양측 모두를 만족시킬 수는 절대로 없을 것이다. 그럼에도 불구하고 지금처럼 조금씩 단계를 밟아 나가면서 서로 간에 충분한 토의를 거치면 보다 합리적인 법안, 국제적으로 통용될 수 있는 법안이 마련될 수 있을 것으로 기대하는 바이다.

● 생명과학과 종교

바이오테크놀로지에 대한 입장은 각 종교가 추구하는 바에 따라 조금 차이가 있다. 불교적인 관점에서 볼 때는 생명은 윤회적인 것이기 때문에 복제된 육체를 가지고 태어난다 해도 그것은 단순히 업보의 문제일 뿐 다른 생명에 해만 끼치지 않으면 된다는 입장이다. 때문에 적극적인 입장표명은 하고 있지 않은 편이다. 다만 고통을 피하고 육체적 행복만을 추구하려 하는 등 정신세계를 간과하려는 행위에 대해서는 비판적인 자세를 취하고 있다.

그러나 가톨릭에서는 생명창조의 권위는 하나님만이 가지고 있기 때문에 인간복제에 대해 거부의 입장을 분명히 하고 있다. 더구나 생명을 복제한다는 것은 부모 사랑이 결실된 것으로 하나님의 사랑과 하나님의 모습을 닮은 영성적인 존재로서의 인간의 고귀함과 본성을 부정하려는 행위로 보기 때문이다. 그리고 배아복제의 경우에는 배아 역시 인간으로 분화할 수 있는 세포이므로 하나의 생명체로 간주하여 금지하여야 한다고 주장하고 있다. 유전공학의 문제에 있어서도 치료 목적의 유전자조작은 허용하지만 기타 우생학적인 목적만을 위한 유전자조작은 자연적인 것에 역행되므로 정당화시킬 수 없다는 입장이다.

개신교의 경우에도 인간복제에 대한 반대 의견은 가톨릭과 동일하다. 즉 인간복제는 창조주 하나님의 권위에 도전하고 절대성을 부정하는 행위이므로 반드시 금지하여야 한다는 것이다. 그러나 만약 복제인간이 태어난다면 이미 태어난 사람에 대해서는 인권을 인정하고 하나님의 형상물로 받아들여야 한다고 주장한다. 이처럼 인간복제나 동물복제에 대한 의견은 각 종교계마다 조금씩 틀리기 때문에 생명윤리법의 제정에도 다소 혼란이 있다는 것을 주목해야 한다.

● 생명과학과 윤리

바이오테크놀로지의 궁극적인 목표는 사람의 수명을 연장하고 질병없이 행복한 삶을 살 수 있도록 하는 것이다. 이러한 점에서 바이오테크놀로지는 그 어느 학문보다도 인류를 각종 질병에서 구제하고 지금까지 경험하지 못했던 새로운 행복을 추구할 수 있는 과학이라 할 수 있을 것이다.

어쩌면 우리는 이미 바이오테크놀로지의 필요성을 인문학적으로 인정하기에 늦은 감도 있다. 우리 밥상에 벌써 유전자 재조합된 쇠고기가 올라오고 있고 아미노산을 강화시킨 옥수수가 올라오고 있기 때문이다. 지금부터의 문제는 이런 제품들의 안전성이다. 이미 개발된 각종 산물들이 우리의 건강한 삶을 지켜줄 수 있고 그 기술들이 정말 앞으로 과학의 발전과 인류의 평화만을 위해서 쓰일 수 있도록 확실한 제도를 마련해야 할 것이다. 개인적 호기심이나 욕심, 그리고 사회적 성공과 지위에만 탐닉하여 어처구니없는 실수를 저지르거나 사람의 존엄성을 무시한 채 인간마저도 과학의 도구나 수단으로 삼는 잘못된 행위는 절대로 일어나면 안 될 것이다. 지금은 과학자들의 호기심이 자칫 잘못된 방향으로 나아가려고 할 때 이를 제지하거나 돌려놓을 수 있는 제도적, 법적 장치와 함께 사회구성원 모두의 인식이 정말로 필요한 때이다. 과학은 과학을 하는 사람들만의 몫이 아니다. 과학이 가져다주는 밝은 미래도, 그리고 잘못될 경우의 어두운 미래도 그 영향이 모든 사회구성원들에게 돌아가는 것이니만큼 그만큼 철저하고 되풀이된 검증이 있어야 하는 것이다.

어쩌면 바이오테크놀로지는 이미 엎질러진 물이라 할 수 있다. 마치 꿀맛 같은 것이다. 우리에게 그만큼 복지를 약속하고 있기 때문에 이를 처음처럼 없던 것으로 되돌리기에는 그 편리성을 맛본지 오래되었다. 다만 앞으로의 방향을 확실하게 하고 과학자와 또 관련된 사회 모든 분야의 사람들이 합력하여 인류의 최대 기술인 바이오테크놀로지가 진정으로 인류를 위해 사용될 수 있도록 노력해야 할 것이다.

우리나라도 2004년에 '생명윤리 및 안전에 관한 법률'을 신규 제정하였고, 2005년 3월에 이를 개정하여 확정지었다. 그리고 앞에서 말했듯이 2007년 3월에 다시 일부 개정을 발표하였다. 이 보완이 올바른 방향으로 나아갈 수 있도록 하는 것은 우리 모두의 몫이다. 2005년에 제정된 생명윤리법의 주요 근본 내용을 다음에 발췌하였다.

생명윤리 및 안전에 관한 법률

(목적)

이 법은 생명과학기술에 있어서의 생명윤리 및 안전을 확보하여 인간의 존엄과 가치를 침해하거나 인체에 위해를 주는 것을 방지하고, 생명과학기술이 인간의 질병 예방 및 치료 등을 위하여 개발 · 이용될 수 있는 여건을 조성함으로써 국민의 건강과 삶의 질 향상에 이바지함을 목적으로 한다.

(정의)

"생명과학기술"이라 함은 인간의 배아(배아) · 세포 · 유전자 등을 대상으로 생명현상을 규명 · 활용하는 과학과 기술을 말한다. "배아"라 함은 수정란 및 수정된 때부터 발생학적으로 모든 기관이 형성되는 시기까지의 분열된 세포군을 말한다. "잔여배아"라 함은 인공수정으로 생성된 배아중 임신의 목적으로 이용하고 남은 배아를 말한다. "체세포핵이식행위"라 함은 핵이 제거된 인간 또는 동물의 난자에 인간의 체세포 핵을 이식하는 것을 말한다. "체세포복제배아"라 함은 체세포핵이식행위에 의하여 생성된 배아를 말한다. "유전자검사"라 함은 개인의 식별, 특정한 질병 또는 소인(소인)의 검사 등의 목적으로 혈액 · 모발 · 타액(타액) 등의 검사대상물로부터 염색체 · 유전자 등을 분석하는 행위를 말한다.

(인간복제의 금지)

누구든지 체세포복제배아를 자궁에 착상시켜서는 아니되며, 착상된 상태를 유지하거나 출산하여서는 아니된다.

(이종간의 착상 등 금지)

누구든지 인간의 배아를 동물의 자궁에 착상시키거나 동물의 배아를 인간의 자궁에 착상시키는 행위를 하여서는 아니된다. 누구든지 다음 각호의 1에 해당하는 행위를 하여서는 아니된다.

1. 인간의 난자를 동물의 정자로 수정시키거나 동물의 난자를 인간의 정자로 수정시키는 행위. 다만, 의학적으로 인간의 정자의 활동성 시험을 위한 경우를 제외한다.
2. 핵이 제거된 인간의 난자에 동물의 체세포 핵을 이식하는 행위
3. 인간의 배아와 동물의 배아를 융합하는 행위
4. 다른 유전정보를 가진 인간의 배아를 융합하는 행위

(배아의 생성 등)

누구든지 임신외의 목적으로 배아를 생성하여서는 아니된다. 누구든지 임신을 목적으로 배아를 생성함에 있어서 다음 각호의 1에 해당하는 행위를 하여서는 아니된다.

1. 특정의 성을 선택할 목적으로 정자와 난자를 선별하여 수정시키는 행위
2. 사망한 자의 정자 또는 난자로 수정시키는 행위
3. 미성년자의 정자 또는 난자로 수정시키는 행위. 다만, 혼인한 미성년자가 그 자녀를 얻기 위한 경우를 제외한다.

(배아의 보존기간 및 폐기)

배아의 보존기간은 5년으로 한다. 다만, 동의권자가 보존기간을 5년 미만으로 정한 경우에는 이를 보존기간으로 한다.

(유전자치료)

누구든지 유전자치료는 다음 각호의 1에 해당되는 경우외에는 하여서는 아니된다.

1. 유전질환 · 암 · 후천성면역결핍증 그 밖에 생명을 위협하거나 심각한 장애를 초래하는 질병의 치료
2. 현재 이용 가능한 치료법이 없거나 유전자치료의 효과가 이용가능한 다른 치료법과 비교하여 현저히 우수할 것으로 예측되는 치료

(유전정보의 누출)

1. 누구든지 유전정보를 이유로 하여 교육 · 고용 · 승진 · 보험 등 사회활동에 있어서 다른 사람을 차별하여서는 아니된다.
2. 다른 법률에 특별한 규정이 있는 경우를 제외하고는 누구든지 타인에게 유전자검사를 받도록 강요하거나 유전자검사의 결과를 제출하도록 강요하여서는 아니된다.

제15장

바이오벤처

한때 IMF로 얼어붙었던 우리 시장에 다시 활력을 일으킨 것은 소규모 자본과 번쩍이는 아이디어만으로 성공사례를 만들어 낸 각종 벤처사업이다. 1990년대 말 우리나라에 한 차례 벤처 열풍이 불었고 이때 주 강세는 정보통신벤처였다. 그러나 IT 강국임에도 불구하고 아이디어만 있었지 실제 기술력이 이를 따르지 못하다 보니 내실을 다지지 못했고 결국 주식과 증권투자만을 부추기는 참담한 결과를 가져오고 말았다.

IMF 후에 바로 나타난 것이 바이오벤처이다. 지금은 미생물, 식품, 의학, 생물정보학 등 다양한 분야에서 바이오벤처(bio-venture)들이 만들어져 있고, 심지어는 대학내에도 실험실 벤처들이 성행 중에 있다. 미국의 대표적 생명공학 기업인 프로메가(Promega)도 위스콘신대학(University of Wisconsin) 실험실에서 몇몇 대학원생들이 시작한 벤처라는 것을 생각하면 아이디어 하나에 생존을 거는 바이오벤처의 잠재력을 무시할 수 없다.

21세기에는 대기업도 물론 중요하지만 바이오벤처들이 여기저기에서 자라날 것으로 기대된다. 바이오벤처는 야망을 가진 젊은이들에게 새로운 희망과 취업 기회를 마련해 주는 자리이기 때문이다. 당연한 이야기이지만 바이오벤처는 바이오 강국이 먼저 신경쓰게 되어 있다. 그리고 그 중심에는 인간게놈프로젝트와 생명복제 기술이 자리잡고 있다. 왜냐하면 이 정보와 기술을 이용해 신약도 개발할 수 있고 각종 국제 특허를 선점할 수 있기 때문이다. 1980년대의 대표적 생명공학 회사인 미국의 암젠(Amgen)은 원래 방사선동위원소를 전문적으로 판매하는 회사였지만 지금은 다양한 효소와 기기까지도 자체 개발하는 바이오벤처로 성장하였다. 우리나라에도 유산균 전문회사인 셀바이오텍 등 성공한 바이오벤처가 많이 있고 지금도 계속 늘어나는 추세이다.

바이오벤처의 특징은 그 회사만의 전문적 아이디어와 튼튼한 기술력이 주무기라는 사실이다. 한때 바이오벤처가 특별한 생산품없이 주가 공략만으로 돈을 벌어들인다는 비난을 받기도 하였지만 실절적인 제품없이는 오래 버틸 수 없다는 인식이 이제는 충분히 공감되어 있다.

때로는 대기업이 생명공학 분야에 뛰어들기도 한다. 그럴 경우 흔히 나타나는 증상은 경영진에서의 생각과 현실이 다르다는 것이다. 한번 터지면 대박이라는 생각에 급해 그 이면에 깔려있는 기반 기술 투자를 소홀히 하는 것이 바로 문제이다. 반대로 생명과학자들이 직접 경영에 뛰어들어 회사를 운영하기도 하는데 이때는 경영 경험 부족으로 시장성을 예측 못하는 시행착오를 겪기도 한다. 최근에 이런 문제점을 보완하기 위해 생물경영학(biobusiness)이라는 학문이 새롭게 만들어져서 경영자에게는 생물지식을, 생물학자에게는 경영지식을 제공하고 있어 이 분야의 전망을 더욱 밝게 만들어 주고 있다.

바이오벤처에서 한 가지 주목할 것은 바로 바이오벤처의 형태이다. 1980년대와 1990년대의 바이오벤처가 개인이 투자한 벤처인 반면 지금의 바이오벤처는 생명과학의 중요성과 산업적 가치를 인정하고 이를 선점하여 국가경쟁력을 확보하려는 정부 주도적인 것이라는 점이다. 우리나라에서도 KIST와 각 대학 연구실을 중심으로 소단위의 바이오벤처가 계속 만들어지고 있고 이미 몇몇 바이오벤처는 뛰어난 두각을 나타내고 있다.

● 바이오벤처의 미래와 나아갈 길

바이오벤처에서 가장 중요한 것은 새로운 기술에 대한 빠른 근접성과 장기적인 투자, 그리고 동기 부여이다. 정보통신벤처가 절반가량 실패한 것도 단기적인 수익을 바라는 투자자의 조급함과 창업자, 연구자들의 동기 부여가 부족했기 때문이다.

사실상 개개의 바이오벤처회사가 그 많은 신기술을 모두 섭렵할 수는 없다. 그렇기 때문에 정보 교류 차원에서 상호 협력이 필요할 수밖에 없다. 다행히도 2000년에 미국 뉴욕에서 전 세계 바이오벤처 대표들이 한자리에 모였고 여기서 결의하기를 어떤 기술이든지 새로 개발되면 이를 숨기지 않고 공개한다는 원칙을 세웠다. 그러나 신흥국가에서는 기술력의 우위를 차지하기 위해 공개를 늦추는 일이 여전히 벌어지고 있다.

한편 바이오벤처는 투자 면에서 더욱 장기적인 안목과 기다림이 필요하다. 인간게놈프로젝트로 유명한 미국의 셀렐라지노믹스도 매출이 늘어나는 것은 좋은데 그만큼 더 많은 설비를 갖추어야하고 인력을 양성해야 하기 때문에 투자로 인한 적자가 오히려 늘어가고 있다고 고백한 적이 있다. 이것은 그만큼 바이오산업에서 장기적인 투자가 얼마나 중요한지 또 어려운지를 단적으로 말해주는 것이다.

우리나라의 경우 사회적인 관심에 비해 정부의 투자나 재정적 뒷받침, 제도적 장치가 매우 미흡한 반면 연구자들의 동기부여는 대단히 강하다. 때문에 적절한 투자시스템만 구축된다면 선진국에 뒤지지 않는 바이오강국으로서, 생명과학의 선두주자로서 발돋움할 수 있을 것으로 기대된다. 반대로 그렇게 되지 않는다면 경제적, 문화적으로 이미 선진국에 주도권을 빼앗긴 우리로서는 과학뿐만 아니라 생명의 권리마저도 빼앗기게 될 지도 모른다는 것을 잊지 말아야 할 것이다.

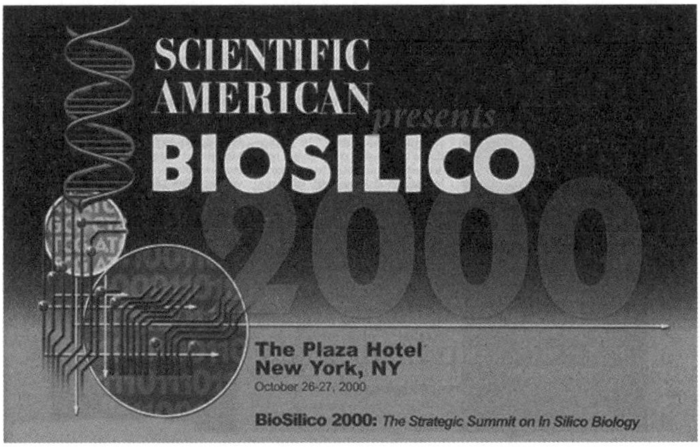
SCIENTIFIC
AMERICAN
presents
BIOSILICO
2000
The Plaza Hotel
New York, NY
October 26-27, 2000
BioSilico 2000: The Strategic Summit on In Silico Biology

15–1. 바이오벤처 대회

제16장

바이오테크놀로지와 영화

바이오테크놀로지의 급부상과 함께 활발해진 예술분야가 바로 영화이다. 다양한 주제와 다양한 내용으로 미래사회를 조명하는 영화야 말로 다른 어떤 예술 장르보다도 바이오테크놀로지를 잘 대변해주고 있다. 그럼에도 불구하고 지나치게 현실적이지 못하거나 어느 한편의 주장을 과장해서 픽션화하고 특정 계층의 의견만을 그대로 답습한 문제점은 시정되어야 할 것들이다. 다음은 최근에 상영된 영화중에서 우리가 함께 생각해 볼만한 몇 가지를 소개한 것이다.

● 가타카

멀지 않은 미래에 사람은 두 계급으로 나뉜다. 맞춤아기로 태어나 유전병에 걸릴 걱정도 없고 신체 모든 부분이 우량하게 태어난 유전적 지배계급과, 자연분만으로 태어났기에 심장도 약하고 시력마저 뒤떨어지는 평범한 자연인 계급이 그것이다. 바이오테크놀로지의 최고 수혜자인 우성인간들은 미래세계에서 마음대로 원하는 직업을 가질 수 있지만 자연분만으로 태어난 인간들은 직업 선택의 자유도 없고, 심지어는 배우자 선택마저도 사회적 제약을 받을 수밖에 없다. 이런 미래가 진정 우리가 원하는 사회인가? 바이오테크놀로지의 미래는 정말 암울한 것일까?

앤드류 니콜 감독의 1998년작 '가타카(GATTACA)'는 "인간게놈프로젝트"와 때를 같이하여 발표되었기 때문에 많은 관심을 불러 모은 영화이다. 영화 제목인 '가타카'는 DNA의 알파벳 염기서열인 A, C, G, T를 뜻하는 것으로 유전자만 가지고 인간의 모든 것을 판정짓는 유전자 계급사회를 빗대어 붙인 것이다.

『주인공 빈센트는 유전적 조작을 전혀 거치지 않고 자연분만으로 태어난 아이이다. 미래사회에서는 모두가 유전자진단을 받고 그 자료가 데이터베이스화 되어야 하기 때문에 빈센트 역시 이 검사를 통해 앞으로 질병에 걸릴 확률을 조사받게 된다. 그 결과 빈센트는 심장이 약해서 30세를 넘기기 힘들다는 판정을 받게 된다. 이러한 유전자 검사를 뒷받침하듯이 '우성인간'으로 태어난 동생과의 수영 경쟁에서 빈센트는 번번이 뒤지고 만다. 빈센트처럼 불리함을 겪지 않도록 부모가 동생만은 '맞춤아기'를 선택했기 때문이다. 빈센트의 꿈은 우주비행사가 되는 것이지만 유전적으로 열성인 자연분만아들은 직업을 선택할 기회조차 주어지지 않았기에 빈센트는 점차 자신의 꿈과 멀어지고 만다. 그러던 어느 날 빈센트는 평소처럼 동생과 수영 시합을 하는데 그날만은 동생을 이기게 되었다. 이를 계기로 빈센트는 자신이 결코 열등한 인간이 아니라는 것을 깨닫게 되었고 현실을 극복하기 위해 피나는 노력을 하게 된다. 우선 자신의 신분을 바꿔치기 한 것이다. 유전적으로는 우수하지만 사고로 하반신을 쓰지 못하는 '유진 머로'라는 사람의 유전자를 돈으로 사고 그의 머리카락과 혈액, 소변 등을 제공받아서 '제롬 머로'라는 가짜 이름으로 우주항공회사인 '가타카'에 입사하게 된다. 그리고 능력을 인정받아 마침내 토성여행의 기회를 가지게 될 무렵 가타카내에 살인사건이 일어나고 현장에서 빈센트의 눈썹이 발견되면서 숨막히는 숨바꼭질이 시작된다. 마침내 스스로 신분을 노출하려고 거의 포기상태가 된 빈센트. 그때 보이지 않는 도움의 손길이 있었으니...』

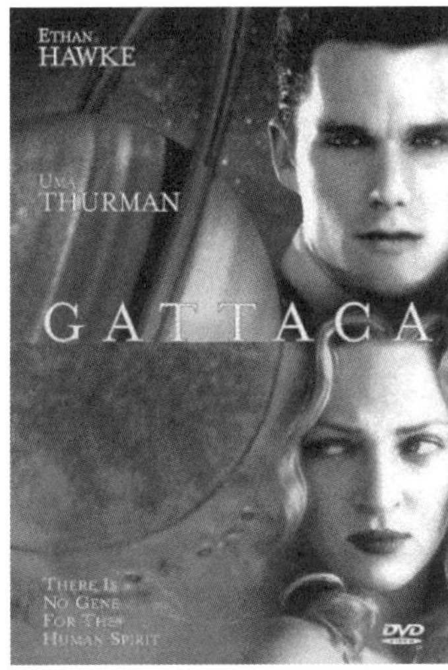

미래사회를 다룬 영화가 많음에도 불구하고 '가타카'가 돋보이는 이유는 포스트게놈시대에 달라질 수 있는 우리 현실을 가장 과학적으로 묘사하였기 때문이다. 그리고 가능한 여러 상황들에 대해서 사실적으로 표현하였기 때문이다. 실제로 피 한 방울로 그 사람의 성격, 질환가능성, 지능 등을 한꺼번에 확인할 수 있는 시스템은 이미 개발 중에 있다. 아직은 다소 미진하지만 DNA 칩이 바로 그것이다. 어떤 사람은 DNA 칩을 이용해 성격까지 파악할 수 있다고 한다. 가타카는 여러 가지 과학기술을 소개해 보이면서도 앞에서 우리가 논하였던 우생학의 어두운 가능성을 조심스럽게 시사하고 있어 앞으로 과학계와 사회, 윤리, 종교계가 함께 논의할 생명윤리에 대해 아주 잘 묘사하고 있다. 다행스럽게도 빈센트는 영화의 마지막 장면에서 동생과 다시 수영시합을 하게 되고, 심장이 약해 30세를 넘기지 못할 것이라는 유전자 검사를 비웃듯이 동생을 이기고 만다. 그리고 패배한 동생이 "도대체 어떻게 그럴 수 있지?"라고 되묻는 바로 그 장면이야말로 '바이오테크놀로지' 만능시대에 '인간성 회복'이라는 멋진 결론을 보여주고 있다.

● 아웃브레이크

아웃브레이크(outbreak)는 더스틴 호프만과 모건 프리먼이 주연한 영화로서 에볼라 바이러스에 맞서 싸우는 과학자의 숭고한 정신과 생존을 위한 처절함이 돋보이는 이야기이다. 한 가지 아쉬운 것은 에볼라 바이러스(Ebola virus)를 인간에 옮기는 숙주로서 아프리카 원숭이가 설정되었고, 이 원숭이를 아프리카에서 미국으로 밀렵해 들어와 결국 바이러스를 미국으로까지 전파시킨 사람이 한국인이라는 점이다.

『어느날 자이르(Zaire)에서 괴질 증상을 보이며 마을 사람들이 전부 죽는 사건이 발생한다. 미 육군의 전염병 전문 연구소로부터 바이러스 전문가인 샘을 팀장으로 하는 연구팀이 파견되고 이들이 괴질의 원인을 조사하게 된다. 바이러스에 노출되지 않기 위해 차단복과 헬멧으로 무장한 이들은 괴질이 공기로는 전염되지 않는다는 사실을 알아내고 이를 미 육군 수뇌부에 보고하게 된다. 한편 에볼라 바이러스에 감염된 아프리카 원숭이가 미국으로 밀렵되어 들어오게 되고, 이 원숭이가 옮겨가는 곳마다 사람들이 감염되어 죽거나 비슷한 증상으로 병원에 계속 실려간다. 문제는 자이르에서와 달리 미국의 바이러스는 공기를 통해 전염될 수 있도록 돌연변이 되었다는 사실이다. 결국 미 행정부와 육군은 감염된 지역에 계엄을 선포하고 최악의 경우 그 지역을 폭격함으로써 사건을 종결지으려 한다. 한편 자이르에서 돌아온 샘 일행은 바이러스가 자이르에서 본 것의 변종일 뿐이라는 것을 알게 되며, 백신 개발에 심혈을 기울인다. 그러나 백신을 만들기 위해서는 아프리카에서 밀렵되어 들어온 그 숙주 원숭이가 필요한데...』

아웃브레이크는 전염병이 갑자기 창궐하는 것을 뜻한다. 그리고 그 전염병의 원인은 아프리카발 에볼라 바이러스이다. 에볼라 바이러스는 1967년 독일의 마버그(Marburg) 박사가 자이르의 에볼라 강에서 처음 발견했기에 붙여진 이름인데 그해 자이르와 수단에서만 400명 이상을 사망시킨 치사율 70% 이상의 무서운 바이러스이다. 다행스러운 것은 이 바이러스는 실제로는 공기를 통해 전염되지 않으며 영화에서처럼 변종을 일으킬 확률도 아주 낮다는 것이다. 그럼에도 불구하고 가능성은 여전히 존재한다. 만약에 실험실에서 누군가가 에볼라 바이러스의 성능을 높이려고 일부러 유전자 조작을 가한다면 어떻게 될까? 그리고 백신을 만드는데 필요한 숙주들을 모두 폐기시켜 버린다면? 아마도 인류는 미래에 너무나 분명하게 파멸할 수밖에 없을 것이다. 지금도 많은 세균과 바이러스들이 알게 모르게 실험실에서 조작되고 또 폐기처분되고 있다. 물론 실험규정과 폐기에 따른 규제가 있지만 아무리 주의해도 실수로 새어나가는 변종 바이러스와 세균을 막기에는 불가항력이다. 보통은 우리가 일부러 실험실에서 만드는 변종이 자연산보다 더 강한 것들이기 때문에 이런 것들이 주변으로 퍼질 때 더 강하게 살아남을 가능성이 높다. 그리고 이런 것들은 거꾸로 우리 인간에게 감염되고 치료하기 어려워질 수도 있는 것이다. 이러한 점에서 우리는 '바이오테크놀로지'의 적절한 발전을 위하여 생명윤리법과 함께 올바른 실험 준수사항과 규정을 정립하고 규제와 법규를 잘 정비해야 할 것이다. 그리고 영화에서처럼 군부가 세계를 지배하기 위해서 또는 신종 생화학 무기로 사용하기 위해서 사실을 은폐하는 엉뚱한 욕심과 잘못된 판단도 분명 막아야 할 것이다.

● 여섯 번째 날

게놈프로젝트와 함께 21세기 최대의 화두는 뭐니뭐니해도 '복제'일 것이다. 비록 실현 가능성은 낮더라도 인간복제의 가능성이 엄연히 존재하기 때문에 한편으로는 경이스럽고 또 한편으로는 경악스러운 것이 현실이다. 지금은 복제된 쥐를 연속해서 5번이나 또다시 복제할 수 있을 정도로 기술이 발달하였기에 인간복제에 대한 걱정은 오히려 언제 어디서 인간복제가 처음 발표될 것인지 기대로까지 변하고 있다. 인간복제와 관련된 영화는 벌써 여럿 출시되었다. 그러나 그중에서 가장 현실과 근접하고 또 그만큼 많은 것을 생각하게 해 주는 영화가 바로 아놀드 슈왈제네거 주연의 '여섯 번째 날'인 것 같다.

『복제가 일상화된 미래. 자동차도 비행기도 지금보다 훨씬 진보되었고 거리에는 사고로 죽은 애완동물을 복제해준다는 광고문들이 여기저기 널려있다. 하루 종일 비행회사에서 일하고 피곤한 몸으로 집에 돌아온 주인공 아담 깁슨은 그의 눈을 의심하고 만다. 자신의 깜짝 생일파티를 기대한 그의 눈앞에 또 다른 아담이 벌써 가족들과 생일파티를 하고 있는 것이다. 그리고 집안에 들어서려는 순간 암살자들이 나타나 아담을 납치하려 한다. 우여곡절 끝에 빠져나온 아담.. 갖가지 음모를 파헤치고 또 다른 아담과의 만남을 기다리는데...』

영화의 배경에는 미래사회에서도 모든 생물체의 복제가 가능하지만 인간복제만은 불법으로 금지되어 있다는 것을 설정하고 있다. 그럼에도 불구하고 불법적인 인간복제로 영원한 생명과 막대한 부를 축적하려는 하는 한 인간의 음모가 갖가지 사회적 파멸을 불러오는 내용이다. 영화의 내용은 다소 진부하고 어설프지만 아무리 정의를 부르짖고 각종 규제와 법규를 제정하더라도 돈과 권력을 위해서는 불법적인 인간복제를 하고야 마는 인간의 속성을 잘 보여주고 있다. 영화 속에서 사람이 몇 번씩 죽고 다시 복제되는 것은 이미 쥐에서는 가능한 기술이다. 한 가지 아쉬운 점은 복제인간들이 폭력적으로 묘사되어 있다는 것이다. 아직 복제인간의 권리와 정체성, 그리고 종교적인 차원에서 영혼의 존재 등이 논의조차 못되고 있는 지금 미리부터 복제인간에 대한 거부감을 혐오로 표시한 선입견이 다소 아쉽다 하겠다.

● CSI 수사대

최근에 인기상승중인 드라마로서 법의학의 진수를 보여주는 연속극이다. 뉴욕과 마이애미의 두 팀이 활약하는 이야기를 담은 것으로서 매회 숨막히는 현장분석과 사체 검사를 통해 사건을 통렬하게 풀어 나간다. 이 과정에서 심지어는 대부분의 과학자들조차 아직 알지 못하고 있는 최첨단 기술들이 사용되어진다.

『어느 날 범죄현장의 사건 신고가 수사팀에 접수된다. 수사팀은 곧 출동하는데 현장에는 머리카락 몇 개와 사체의 입을 막았던 테이프, 그리고 바지주머니에서 발견된 타다 남은 종이조각만 남아있다. 머리카락에서 DNA를 뽑아내고 이를 Y 표식자로 조사해 범인이 여자임을 알아낸 대원들. 게다가 범행에 사용된 테이프에서 지문을 발견하고 약간의 혈액을 발견해 혈액형과 유전자검사까지 모두 일사천리로 진행된다. 타다만 종이조각에 레이저를 쪼여 희미하게 나타나는 글씨를 보고 범인이 머무는 호텔을 알아낸 수사팀은 마침내 범인을 검거하지만 범인은 끝없이 부인을 하고 수사팀을 오히려 궁지로 몰아간다. 마침내 유전자검사의 결과가 나오자 수사팀은 결정적 증거를 들이대게 되고 결국 범인은 자백하고야 만다』

아직은 우리에게 낯선 분야이지만 법의학은 분명 사회가 복잡해질수록 더욱 필요한 학문 분야이다. 바이오테크놀로지의 기술이 발달하면서 범행도 더욱 치밀해지기 때문에 더 정밀한 분석 기술과 지식을 가지고 있지 않으면 이를 잡아낼 수 없기 때문이다. 이 드라마는 매회 다른 사건을 설정해놓고 범행 방법도 새롭고 다르다는 것을 보여준다. 그리고 그걸 알아내는 치밀한 분석과 추리력에 사람을 감탄하게 만든다. 21세기의 새로운 학문인 법의학에 대하여 그 필요성을 되새기면서 '바이오테크놀로지'의 또 다른 한 분야를 보여주는 드라마이기에 추천하는 바이다.

● 로렌조오일

21세기 첨단과학의 대명사인 '바이오테크놀로지'는 유전학과 생화학같은 기초과학에 그 기반을 두고 있다. 오늘날 바이오테크놀로지의 발달로 각종 선천성질환을 진단하고 예방하는 것이 가능해졌지만 이것은 기술적인 이야기일 뿐 아직도 대다수의 유전병은 그 원인조차 모르는 상태이다. 이 영화에 나오는 ALD[48] 역시 최근까지 그 원인을 전혀 알지 못했던 희귀 질환이다. 영화는 한 가족이 아이를 살리기 위해 ALD의 원인 유전자를 찾아가는 피나는 과정을 실화에 바탕을 두고 만든 것이다.

『로렌조는 3개 국어를 자유롭게 구사할 정도로 똑똑한 아이이다. 부모는 모두 지식인이고 어린 로렌조와 아프리카 여행을 장기간 다녀올 정도로 부유해서 부족할 것이 전혀 없는 가정이다. 그러던 가정에 어느 날 문제가 생기기 시작한다. 로렌조가 학교에서 친구들과 싸우고 돌아온 것이다. 조용하고 온화하던 아이에게 왜 이런 변화가 생긴 것일까? 뿐만 아니라 로렌조는 점점 듣기 힘들어 하고 심지어는 걷는 것조차 어려워진다. 당황한 부모들은 의사에게 로렌조를 데려가지만 희귀한 선천성 질병이라는 진단에 하늘이 무너지는 충격을 받는다. 아직 원인도 제대로 모르고 더욱이 의학적 치료 방법이 전혀 없다는 엄청난 현실. 그리고 어머니로 인해 유전된 것이라는데... 이제 아이에게 남은 시간은 겨우 2년이다』

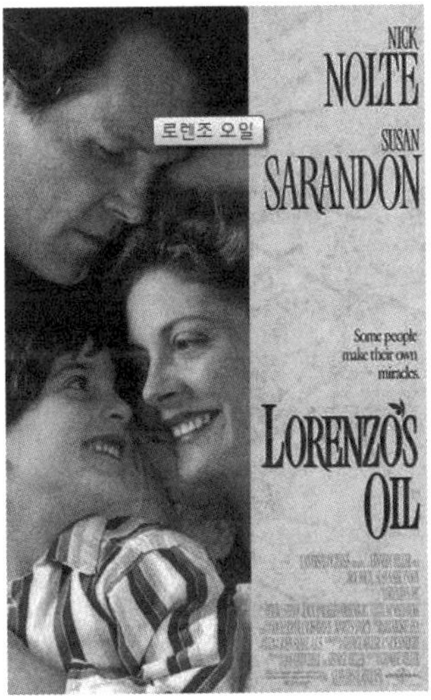

이 영화는 주인공 닉 놀티와 수잔 서랜든의 연기가 단연 돋보이는 영화이다. 이 희귀한 유전병이 어머니를 통해 전해진다는 말을 들은 어머니의 심정은 과연 어떠했을까? 이들은 아이를 위해 온갖 정성을 다 쏟지만 병세는 점점 나빠지고 경제적으로도 어려워져간다. 아무도 도와주지 않는 현실 속에서 부부는 힘을 합쳐 직접 연구를 시작하고 드디어 로렌조가 걸린 유전질환의 생화학적 원인을 찾아낸다. ALD를 치료할 수 있는 길이 열린 것이다. 치료방법은 의외로 단순한데에 있었다. 다른 지방의 섭취를 막고 정제된 올리브유(로렌조 오일)만을 섭취하는 것이다. 로렌조에게는 이미 늦었지만 이들의 연구덕분에 지금은 ALD 후원회까지 생겼으며, 로렌조 오일은 전 세계 ALD 어린이들에게 실제로 처방되고 있다.
현재 알려진 유전병은 4,000여 종류이지만 원인 유전자를 정확히 알고 있는 것은 겨우 30~40개 정도이다. 그리고 대부분 완화정도이지 불행하게도 완전한 치료법이 개발된 것은 단 한 건도 없다. 이 영화는 '바이오테크놀로지'가 미래 의학에 어떻게 기여할 것인지를 보여주는 좋은 사례라 하겠다.

48 adrenoleukodystrophy의 약어. 성염색체인 X 염색체의 이상으로 발생하는 희귀병이다. 10세 이하의 남자어린이에게 주로 나타나는 증상으로 긴사슬지방산(long chain fatty acid)이 분해되지 않고 뇌에 들어가 신경세포를 파괴하는 질환으로 발병 6개월~2년내에 시력과 청력을 잃고 식물인간이 되어 사망하는 무서운 병이다. 일명 로렌조 오일병이라고도 한다.

● 아일랜드

인간복제는 지금이나 미래나 영원히 금지사항으로 규제될 것이다. 적어도 겉으로 보기에는 말이다. 그럼에도 불구하고 위급한 상황에 처하면 장기공급을 위한 인간복제의 유혹을 쉽게 물리칠 수 있는 사람은 없을 것이다. 태어날 때 똑같은 사람을 따로 복제해 놓고 혹시나 자기에게 문제가 생기면 복제인간의 장기만을 취한 뒤 폐기처분 해버리는 문제가 암암리에 있을 수도 있지 않을까? 더구나 이런 일을 전문으로 해주는 회사가 생긴다면? 복제인간들에게는 장기 이식하는 그 날을 환상의 아일랜드로 가는 날이라 속이면서 말이다.

『복제인간인 링컨6-에코는 다소 호기심 많고 진보적인 성격의 건강한 청년이다. 먹고 싶지 않은 음식을 회사에서 강요하면 조금은 거부할 줄도 알고 말이다. 그러나 스스로는 자기가 복제인간이라는 사실을 알지 못한다. 회사는 매일같이 혈액을 채취해 링컨의 건강상태를 확인하면서 조금이라도 나빠질 요인을 최대한 제거하려고 노력을 한다. 그 이유는 무엇일까? 나중에 고객들에게 장기를 이식해 주기 위해 복제인간의 컨디션을 최고로 유지시키려 한 것이다. 정기적으로 아일랜드에 갈사람 명단이 발표되면 모두가 술렁거렸고 거기에 이름이 없으면 아쉬워했다. 그러나 사실은 아일랜드는 회사가 이들에게 거짓말을 한 환상의 섬이다. 아일랜드에 가는 날이 바로 회사에 돈을 낸 고객들에게 장기이식을 해 주기 위해 복제인간을 죽이는 날인데 회사는 이들을 속이고 있었던 것이다. 그러나 링컨만은 아일랜드의 실체를 의심하기 시작하였고 어느 날 우연히 그 실상을 알게 된다. 끝내는 회사를 탈출하고 보통 사람들이 사는 세계로 들어오게 되는데 그를 기다리는 것은 그의 장기를 원하는 고객이다. 링컨은 회사의 음모를 파헤치고 자신의 생존을 위해 치열한 결투를 벌이게 되는데...』

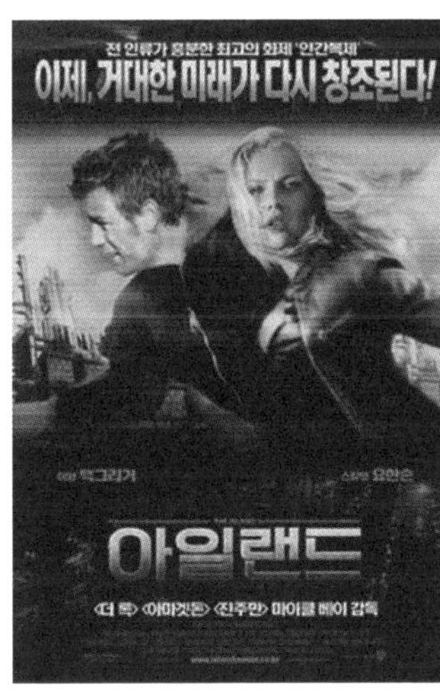

아일랜드는 극단적인 상상의 결과를 보여주는 영화이다. 미래사회에 인간복제를 허용하지는 않으면서도 장기가 필요해 몰래 복제전문회사를 지원하는 돈 많은 사람들, 그리고 윤리와 인권은 무시된 채 부자들을 위해 죽을 수밖에 없는 복제인간들, 그들

의 권리와 정체성에 대한 문제점들이 영화 전체를 통해 끊임없이 대두된다. 한 가지 단점은 복제인간에 대한 설정이 너무 폭력적이라는 것이다. 사실상 인간이 복제될 확률도 낮고 복제되더라도 유전적으로 결함이 있을 가능성이 높기에 자연인보다 더 강하거나 폭력적일 확률은 대단히 낮다. 우리는 이 영화를 통해 미래에 가능할 수도 있는 인간복제에 대해 다시 한 번 경각심을 일깨우고 준비해야 할 것이다.

제17장

유전자 검사와 미래

출생 이전에 유전자를 검사하는 방법은 세 가지가 있다. 이들은 각각 장점과 단점이 있기 때문에 검사 시기와 시술 방법에 따라 어느 것을 선택할지 부모가 결정해야 한다. 이들 검사를 통해 개개의 유전자 질환도 검사할 수 있지만 가장 흔한 것은 염색체 이상을 살펴보는 것이다. 그중에서도 다운증후군이 유전자 검사의 일차적 목표이다. 다운증후군은 35세를 전후하여 그 발병 빈도가 급격히 증가하는데 최고점에 도달했을 때에는 거의 신생아의 1%가 영향을 받을 정도이다. 빈도가 40세 이상으로 가면 떨어지게 되는데 그 이유는 다시 안전해지는 것이 아니고 임신하는 여성의 숫자 자체가 줄어들기 때문이다.

최근에 젊은 사람들의 출산율은 떨어지는 반면 늦둥이를 낳는 풍조가 유행하고 있다. 그러나 이는 다운증후군의 위험성을 높이는 또다른 사회적 문제를 낳고 있다.

제일 흔하고 신뢰할 수 있는 것은 초음파 검사이다. 초음파 검사(ultrasound examination)는 현재 사용되는 검사 방법 중 제일 간단한 방법이라 할 수 있다. 움직이는 아기를 직접 관찰할 수 있기 때문에 제일 다이나믹한 검사이기도 하다. 초음파 검사는 사람이 들을 수 있는 파장보다 높은 음파를 이용해 아기의 영상을 관찰하는 방법이다. 가청 주파수가 초당 20~20,000 cycle인데 비해 검사에 사용되는 초음파는 대략 1,000,000~20,000,000 cycle이다. 초음파 검사의 원리는 산에서 "야호"하고 외치면 메아리가 되돌아오는 것과 같다. 메아리는 앞산에 부딪쳐 여운을 남기면서 여러 방향에서 본인에게로 되돌아오는데 이때 돌아오는 메아리의 방향들을 합쳐 영상으로 잡는다면 앞산의 모습을 그려낼 수 있는 것과 같은 원리다.

초음파 검사를 위해서 여성의 배에 트랜스듀서(transducer)라고 하는 초음파 발생 장치를 올려놓는다. 트랜스듀서는 일종의 스캐너처럼 생긴 장치이다. 트랜스듀서를 배 위 주변으로 이리저리 움직이면 초음파가 배를 뚫고 아기 신체 각 부분에 부딪친 후 다시 반사되어 연결된 컴퓨터에 모인다. 이렇게 반사된 초음파를 영상으로 나타내면 아기의 모습을 있는 그대로 볼 수 있게 된다.

초음파 검사는 아기의 성장과정을 추적할 수 있는 가장 안전한 방법이라는 점에서 그리고 태아의 여러 가지 기형적 발생을 직접 눈으로 추적할 수 있다는 점에서 유용한 방법이다. 초음파 검사를 시도하는 시기는 대체로 18주에서 20주 사이이다. 소리와 마찬가지로 초음파도 공기보다는 물에서 더 큰 반향을 일으키기 때문에 양수가 어느 정도 들어차야만 검사가 가능하기 때문이다. 양수는 최소 18주가 지나야 충분한 양으로 들어차게 된다. 요즈음 부모들은 매달 아기가 자라나는 모습을 초음파로 찍고 싶어한다. 그러나 의학적 진단의 목적에서는 임신 기간 중 두 번의 초음파 검사면 충분하다. 한번은 18~20주 사이에 성장 과정을 관찰하기 위함이고 다른 한 번은 출생 바로 직전에 아기의 위치를 확인하기 위해서이다. 간혹 10~13주경 또는 그 이전에 어쩔 수 없이 특별 초음파 검사를 하는 경우도 있다. 이런 경우는 임신 초기에 출혈이 심하거나 임신 시점이 부정확할 경우 또는 임산부의 나이가 많거나 가족력이 있어서 다운증후군이 심하게 우려될 경우이다. 아기의 생식기가 어느 정도 완성되는 시기는 3개월이므로 이 시기를 지나면 초음파로 성별을 확인할 수 있다. 보통 남자아이의 경우는 음경을, 여자 아이의 경우는 음순을 관찰한다. 그러나 때로 여자아이의 음순을 관찰하기가 어렵거나 남자아기가 두 다리로 음경을 감추고 있어 관찰이 어려울 수도 있다. 그리고 임신 말기에는 양수가 줄어들어 오히려 검사가 어려울 수도 있다. 성별 판독을 위한 검사는 일반적으로 98%의 정확도를 보이는데 이는 전적으로 의사의 숙련도와 태아의 위치, 그리고 임신 진행시기 등에 따라 달라지게 마련이다. 초음파 검사와 관련하여 자주 질문하는 몇 가지 내용들을 정리해보면 다음과 같다. ① 초음파로 출혈의 흔적이 보인다면 이 출혈은 어디에서 생긴 것이며 태아에게 위험한 것인가? 그렇지 않다. 임신 초기에 출혈이 생기는 경우가 가끔 있지만 그 출혈이 오래 지속되지만 않는다면 별로 문제되지 않는다. 그리고 대개의 경우 자연유산이 되지 않는 한 태아도 정상적으로 발육한다. 출혈이 어느 부분에서 유래되었는지는 초음파로 판단하기 매우 어렵다. ② 아기가 유산되었다면 초음파 검사로 그 시기와 원인을 알 수 있을까? 임신 초기에 아기가 유산되면서 세포 덩어리로 남아 있다면 그 크기를 보고 대체적인 시기를 추정하는 것이 가능하지만 원인까지 파악하는 것은 쉽지 않다. 유산의 원인이 한 두 가지가 아니기 때문에 잘못된 추정은 종종 부부간에 오히려 오해만 불러일으킬 수 있다.

초음파 검사는 대체로 1회에 그치게 마련이지만 때로 2회 이상 실시하는 경우도 있다. 이럴 경우 임신 초기에 실시한 검사가 출산일을 결정하는데 보통 더 정확하다. 나중에 실시하는 검사는 출산일을 결정하기 위해서보다 아기가 정상적으로 자라고 있는지를 말해주는데 유익한 정도일 뿐이다. 초음파로 들여다보면 쌍둥이일 경우 쉽게 관찰이 되지만 아기의 얼굴을 보고 구별할 수 있을 정도까지는 아니다. 따라서 일란성인지 이란성인지를 구별하는 것은 무리이다. 다만 태반이 한 개라면 일란성쌍둥이일 가능성이, 두 개라면 일란성쌍둥이가 아닐 가능성이 높다. 가끔 이란성쌍둥이도 동일 태반 안에 들어있을 수 있기 때문에 초음파만으로 100% 정확한 결론을 내릴 수는 없다. 초음파 검사로 아기의 성을 구별하는 것도 가능하다. 다만 의사의 숙련도가 결정적으로 작용하는데 아기의 생식기는 보통 3개월 이후에 발달하므로 초음파 검사로 성을 구별하려면 최소 13주 이상은 되어야 한다. 보통은 16주~20주 사이에 실시하는 정기 초음파 검사로 성별을 구별할 수 있지만 특별히 의사에게 미리 요구하지 않으면 일부러 검사하지는 않는다. 우리나라에서는 얼마 전까지 태아의 성을 감별하는 것이 불법이었지만 최근에 새로 법령이 개정되어 원한다면 합법적으로 성을 미리 알 수 있게 되었다.

초음파 검사를 위해 간단히 아기 탄생의 순서를 정리하면 다음과 같다. 한 달만에 아기는 눈과 귀가 만들어지면서 사람의 형상을 갖추기 시작하고 10주째가 되면 움직이기 시작하면서 심장도 완성된다. 3개월째에는 생식기 구별이 초음파로 가능해지며 대부분의 임산부들이 4~5개월이면 아기의 태동을 느낄 수 있다. 태동을 느낀다는 것은 유전자 검사 관점에서 중요한 의미가 있다. 일단 태동을 느끼면 아기를 향한 어머니의 마음이 더욱 강렬해지기 때문에 유전검사의 결과에 따른 상담이 어려울 수도 있기 때문이다. 초음파 검사는 대체로 4개월 이후에 가능한데 보통은 4~5개월 사이에 한 번 실시하고 이때 이상이 없으면 태어날 때까지 더 이상 할 필요가 없다. 7개월 이후에는 태아가 너무 크기 때문에 초음파 검사 자체가 어려울 수도 있다. 필요하다면 출산 직전에 아기의 위치를 확인하기 위해 또 한 번 검사를 실시할 수도 있다. 아기는 7개월이면 눈을 뜨고 그 이후에는 조기 출산하더라도 생존 가능성이 대단히 높다. 아기의 출산 예정일은 보통 마지막 월경으로부터 9개월 뒤인 만 40주이다.

양수(amniotic fluid)는 짚색의 맑은 액체로서 초기에는 모체의 혈액이 여과되어 만들어지다가 점차 태아의 소변이 주성분이 된다. 태아의 신장(kidney)이 기능을 시작하면 소변이 양수로서 배출되는데 만삭 때에 그 양이 약 1리터 정도 된다. 태아가 자궁 속에서 양수를 계속 삼키고 또 뱉기 때문에 양수는 약 3시간마다 교체가 된다. 양수는 98~99%가 순수한 수분이지만 그 안에 떨어져 나온 태아의 상피세포가 떠 있기 때문에 유전자 검사에 중요한 재료이다. 상피세포로부터 태아의 염색체를 추출할 수 있기 때문이다. 양수를 추출하여 각종 생리·생화학적 검사를 하는 의료기술을 양수천자(amniocentesis)라고 한다. 양수에는 태아의 상피세포 말고도 각종 유기물질(단백질, 탄수화물, 지방)과 태아가 분비한 효소, 호르몬 등이 섞여 있으므로 산전 진단에 이용될 수 있다. 양수는 자궁 내에서 균일한 압력을 제공하여 태아의 근육과 골격이 고르게 성장하도록 도와주고, 태아가 태반에 유착되는 것을 방지하며, 출산 시에는 자궁 수축에 의한 국소적인 압력으로부터 태아를 보호해 주기도 한다. 또한 임신 중 외부로부터 충격을 흡수하고, 태아의 체온을 조절하는 역할을 하며, 출산 시 수압을 상승시켜 자궁경관의 확장을 도와 출산이 용이하도록 해준다.

양수천자는 태아의 염색체나 유전자를 직접 검사하기 위해 임신부의 자궁에서 양수를 채취하는 방법이다. 태아의 피부에서 떨어져 나온 몇 개의 상피세포가 이 양수에 떠있고 이 세포들은 태아의 유전자를 검사하기 위한 좋은 재료이다. 양수천자는 1930년대부터 실시되었는데 당시 목적은 양수에 X-ray 염색약을 풀어 넣어 태아를 X-ray로 관찰하려는 목적이었다. 이후 1950년에 태아와 임산부의 혈액 부적합을 연구하기 위해 양수천자가 실시된 기록이 있고, 1967년에 유전자 검사를 위한 양수천자가 처음 이루어졌다. 양수천자는 이처럼 초음파 검사보다도 먼저 사용되기 시작한 검사 방법이다. 양수천자를 시술하기 적합한 시기는 임신 약 15주~17주 사이이다. 그 이전에는 양수의 양이 너무 적어서 시술하기 어렵다. 모든 임산부가 양수천자를 반드시 실시할 필요는 없다. 양수천자로 모든 질환을 검사할 수도 없을 뿐 아니라 경비도 다소 비싸기 때문이다. 다만 다운증후군 등 특수 질환이 우려될 경우에만 실시하는데 특히 35세 이상 임산부에게는 적극 권장된다. 35세 이하일 경우에는 16주에 혈액검사를 통해 다운증후군 가능성이 높다고 의심되면 양수천자를 실시한다.

양수천자를 실시하는 과정은 굉장히 단순해서 약 15분간 편하게 누워 안정된 자세를 유지하는 것 외에는 따로 특별히 준비할 내용이 없다. 의사가 소독약으로 수술 부위를 간단히 소독한 뒤 초음파의 트랜스듀서를 배에 올려놓고 태아와 태반을 피해서 직접 주사기를 찔러 넣는데 한 번에 채취하는 양수의 양은 15ml 정도이다. 임산부가 원하면 간단히 국소 마취를 할 수도 있다. 양수천자가 완료되면 반드시 아기의 심장이 정상적으로 박동하고 있는 지를 확인할 필요가 있다.

융모막 검사는 CVS(chorionic villus sampling)라고 부른다. 융모란 초기상태의 태반을 말하는데 아기가 자궁내막에 착상된 직후에 발달하기 시작한다. 수정란은 세포분열을 하면서 계속 덩어리로 자라나게 되는데 안쪽에 위치한 세포들은 배아와 태아로 성장하는 반면 바깥쪽의 세포들은 영양막으로 번식하듯 자라나간다. 태아의 영양막과 모체의 자궁내막이 합쳐져서 나중에 태반을 형성한다. 영양막은 번식하면서 점점 표면적을 넓혀 나가고 더 많은 영양분을 주변의 자궁내막으로부터 받아들이기 위해 융모를 이룬다. 따라서 융모는 곧 태아의 세포이다.

융모막 검사는 양수천자보다 훨씬 빠르게 태아의 세포를 얻을 수 있다는 것이 장점이다. 그만큼 검사 결과를 빨리 알 수 있다. 융모막 검사 역시 35세 이상의 임신이나 이미 기형아를 출산한 경험이 있는 경우가 주된 검사 대상이다. 10주 이후에는 아무 때나 검사가 가능하지만 10~12주경에 실시하는 것이 보통이다. 융모막 검사는 엄마가 태동을 느끼기 이전인 15주 전후에 결과를 알 수 있기 때문에 유산에 따른 정신적 고통이 상대적으로 적다는 장점이 있다. 최근에는 CVS를 선호하는 경향이 다소 높다.

몇 개의 세포에서 추출한 DNA의 양은 정확한 검사를 하기에는 많이 부족하기 마련이다. 그래서 개발된 방법이 유전자증폭기술인 PCR(polymerase chain reaction)이다. PCR 기술을 이용하면 불과 서 너 시간 만에 DNA를 100만 배 이상 증폭해낼 수 있다. 빠른 시간에 DNA를 증폭시킬 수 있고 또 적은 양의 DNA도 증폭시킬 수 있기 때문에 유전자 검사 뿐 아니라 친자확인 내지는 범죄 용의자 확인에까지 널리 쓰이는 기술이다. 또 다른 기술은 DNA 염기서열결정법(DNA sequencing)이다. 염기서열을 결정하는데 사용되는 기계의 이름은 DNA 전기영동장치(DNA sequencer)이다. 유전암호는 A, C, G, T라는 네 개의 알파벳으로 되어 있다. 이 알파벳들을 염기라 부르는데 이들의 순서가 어떻게 되어있는지에 따라 서로 다른 유전자가 되는 것이다. 인간게놈프로젝트는 바로 이 염기의 서열을 모두 파악해내려는 연구였다. 건강한 사람의 염기서열을 알아야 특정 질환에 걸린 사람의 유전자 서열과 비교하여 원인이 되는 변이를 찾아낼 수 있기 때문이다. 또 원인을 알아야 치료도 가능하기 때문이다.

유전자 검사가 비록 건강한 아기와 행복한 가정을 보장하는 과학적 발달의 산물이라 할지라도 다음과 같이 몇 가지 문제점을 안고 있다. ① 유전자 검사를 누구한테 적용하느냐의 문제이다. 35세 이상 임산부에게 적극 권장되는 양수천자라도 본인이 원하지 않으면 강제로 시술할 수 없기 때문이다. 반대로 사람에 따라서는 35세가 안되었더라도 아기에 대해 지나치게 걱정하여 검사를 여러 번 되풀이해 받으려는 경우도 있기에 어쨌든 검사 자체가 강제적으로 이루어져서는 안된다는 것이 분명하다. 게다가 의료보험 등의 여건으로 인해 어떤 사람은 쉽게 검사를 받을 수 있는 반면 어떤 사람에게는 경제적으로 굉장히 어려울 수도 있다. 어떤 사람은 유전자 검사의 결과를 믿지 않으려는 경향을 보일 수도 있다. 심지어는 국가가 대부분의 비용을 지불한다 하더라도 검사를 원하지 않는다면 강요할 수 없기에 이는 전적으로 개인적 결정일 수밖에 없다. ② 검사결과가 부정적일 때 낙태를 결정하는 문제이다. 이것은 윤리적 문제이기도 하고 법적 문제이기도 하다. 그리고 전적으로 생명의 시작을 언제로 간주할 것인가와 관련되어 있다.

바이오테크놀로지의 발달은 이제 개개인의 유전자를 검사하여 모든 생명의 문제를 해결하려는 수준에까지 도달하였다. 그럼에도 불구하고 우리 사람은 DNA의 명령에 따라 유전자에 의해 처음부터 정해진 행동 패턴만을 보이는 것이 아닌, 자율적 책임을 지니고 있는 숭고한 존재이기에 기술의 발달과 함께 인류 존엄성을 지키려는 노력이 병행되어야 할 것이다.

해 설

저자는 현재 계명대학교 생물학과에 재직중으로 '발생유전학(developmental biology)'을 전공하였다. 발생유전학은 유전학의 이론과 유전공학의 기술을 바탕으로 생명의 기원을 탐구하는 학문으로서 신약개발, 인간게놈프로젝트, 노화 메카니즘 규명, 선천성질환 치료, 암의 유전자 치료 등 최신 토픽들이 모두 여기에서 출발하기 때문에 미국, 독일, 프랑스 등 선진 서구국가들이 경쟁적으로 뛰어들고 있는 분야이다.

저자가 박사과정을 공부한 곳은 미국 켄트주립대학교(Kent State University, Ohio 주 소재)의 의과대학이다. 이곳은 한국처럼 2+4 학제로 교육을 하기 때문에 특수성을 인정받는 대학이다. 저자는 이곳에서 분자병리학(Molecular Pathology)을 5년간 강의하기도 하였다. 분자병리학은 대사 작용에서의 실패가 어떤 경로를 통해 질환을 일으키는 지를 규명하고, 유전자재조합 기술을 이용해 이를 치료하려는 학문분야이다. 저자는 이후 미시간대학교(Ann Arbor 소재)의 산부인과로 자리를 옮겼고, 이때 3β-hydroxysteroid dehydrogenase/δ5-δ4 isomerase라는 성호르몬 대사유전자를 처음으로 분리해내 불임 치료에 획기적으로 기여하였다. 이 연구결과는 생화학계의 권위지인 PNAS에 발표되었다.

1991년 이후 현재까지 저자는 계명대학교에 교수로 재직하면서 노화 유전자와 알콜증후군 관련 유전자, 심장병 유발 유전자 등을 분석하였고, 이들의 근본적인 치료를 위해 유전자요법 개발에 전념하고 있다. 또한 콜레스테롤을 낮추어주는 미생물을 개발하고, 환경호르몬을 분해하는 미생물을 분리해 특허 등록하는 등 국민 건강을 위한 연구도 병행하고 있다. 저자는 그동안 NIH, NIAAA, MD Anderson Cancer 등에서 연구교수로 활동하였으며, 유전학계의 권위자인 듀크의과대학(Duke University Medical School)의 Dr. Lai와 싱가포르대학(National University of Singapore)의 Dr. Ling, MD Anderson Cancer Center의 Dr. Cristiano 등과 지금도 활발하게 연구교류를 하고 있다.

본 교양서는 저자가 그동안 외국의 동향을 살펴보면서 선진국들이 생명과학을 거의 교양필수과목으로 지정하고 있는 데에 자극을 받아 저술한 책자이다. 특히 바이오테크놀로지는 단독으로 성장할 수 있는 학문이 아니고 생화학, 생리학, 생물학, 보건학, 의학, 약학, 윤리학, 법학, 종교학, 경영학 및 컴퓨터공학 등 여러 분야가 힘을 합쳐 함께 발전시켜야 하는 학제간 학문이란 점에서 더욱 시급한 대학 교육이 필요하다는 생각으로 고안한 교양 필독서이다.

바이오테크놀로지는 이론이 채 정립되기도 전에 기술이 먼저 발달한, 그리고 그 때문에 다른 전공들과 구별되는 독특한 학문이다. 게다가 바이오테크놀로지는 궁극적인 대상이 생명체, 곧 우리 인간이기 때문에 혹시나 연구가 잘못된 방향으로 진행될 경우 야기될 심각성이 엄청나게 클 수밖에 없다. 이런 의미에서 본 교양서는 21세기의 주인인 젊은 대학생들에게 바이오테크놀로지의 역사와 기본 이론을 쉽게 설명하고 이와 관련된 생명윤리 문제들을 고찰하기 위해 쓰여진 것이다. 흔히들 21세기를 첨단과학의 시대라고 하는데 그 중심에 있는 것이 바로 바이오테크놀로지이다. 그만큼 지난 20세기 때와는 우리 생활양식도 달라졌고 TV나 신문에 오르내리는 용어들도 아주 판이해졌다.

그리고 바이오테크놀로지의 여파는 벌써 교육, 종교, 정치, 사회, 문화 등 우리 삶의 모든 분야를 침범하고 말았다. 과거에는 생물학과 전혀 상관없어 보이던 치약, 비누같은 상품들에까지도 'Bio-'라는 이름이 붙어 있고, 대중매체들도 생명공학과 관련된 용어를 사용하는 데에 전혀 주저하지 않고 있다. 복제양 돌리와 인간게놈프로젝트 등 굵직굵직한 뉴스들이 연일 터지면서 일반인들도 전문 용어에 친숙해졌고, 급기야 H 교수의 줄기세포 논문조작은 전국을 떠들썩하게 만든 희대의 사건이 되고 말았다. 웰빙에 대한 관심이 커지면서 유전자변형식품(GMO)에 대해 은근한 호기심과 기대감이 있는 것도 숨길 수없는 사실이다. 결론은 바이오테크놀로지가 더 이상 몇몇 과학자들의 전문 연구 분야가 아닌 21세기 필수 교양영역으로 대중화되었고 또 생활화 되었다는 것이다.

이러한 이유 때문에 21세기를 살아갈, 그리고 미래사회의 발전을 책임진 대학생들은 자기 전공분야와 상관없이 바이오테크놀로지에 대한 기초 지식을 어느 정도 갖추어야 하는 것이다. 이미 인간복제의 가능성을 열어 놓은 바이오테크놀로지가 앞으로 가져다 줄 변화는 상상을 초월하기 때문에 어떤 형태로든지 이해와 준비가 없다면 엄청난 충격을 피할 수 없을 것이기 때문에 더욱 그렇다. 본 교양서는 바로 이런 점을 대학생들에게 준비시키기 위해서 쓰여진 것이다.

● 교재의 내용과 구성

책 내용 중 설명이 필요한 전문 용어는 (주)를 달았다. 그러나 대중매체를 통해 이미 친숙해진 용어들을 또다시 자세하게 설명하는 것은 가급적 피하였다. 전반적으로 어려운 기술이나 용어에 매달리기보다는 바이오테크놀로지의 역사와 현재 수준, 그리고 미래 발전 가능성을 연계적으로 설명하여 쉬운 이해를 도모하고, 읽으면서 자연스럽게 흥미가 유발되도록 노력하였다.

본 교재의 내용을 간략히 소개하면 다음과 같다. 먼저 바이오테크놀로지의 탄생과 역사, 그리고 그 과정에서 창의성을 발휘한 리더 과학자들에 대해 간략히 소개하였다. 그리고 바이오테크놀로지가 우리 생활에 구체적으로 어떤 영향을 미치는지, 그 근본인 유전자는 무엇이며 구조가 어떻게 생긴 것인지 등에 대하여 설명하였다. 기본적 설명이 끝난 후에는 현재 이슈가 되고 있는 토픽들을 하나씩 소설 다루듯이 소개하였다. 여기에는 줄기세포와 생명복제, 유전자 치료, 생식의학, 미생물공학 등 최신 이슈들이 포함되었다. 그리고 바이오테크놀로지만의 특수성, 즉 너무 빠른 기술 발전 때문에 번번이 윤리적 문제가 제기되고 있는 부분을 논의하고 우리나라의 생명윤리법 현황을 설명하였다.

● 바이오테크놀로지 요약 및 윤리

'바이오테크놀로지'의 역사적 주인공은 멘델이다. 멘델은 불운해서 생전에 세상으로부터 인정받지 못하였지만 만약 찬사를 받았다 하더라도 자신이 발표한 '유전의 법칙'이 이정도로까지 엄청난 것일 줄은 스스로도 짐작조차 못했을 것이다. 멘델의 연구는 현대 바이오테크놀로지의 근본을 마련한 것으로서 산업혁명 이후 인류가 미처 겪어보지 못했던 엄청난 충격을 가져다 준 씨앗이 되었다.

문제는 바이오테크놀로지가 과학과 의학발전에 기여하고 생활의 편리함을 크게 향상시켰지만 정반대의 심각성을 또한 야기하고 있다는 것이다. 그것은 바로 생명윤리의 문제이다. 우리가 보유한 기술이 유전자를 마음대로 변형시킬 수 있고 이론적으로는 사람도 복제할 수 있는 수준에 도달했기 때문이다. 21세기 미래 학문인 생명과학의 발전은 인류의 풍요로운 삶과 건강을 위해 필수적이지만 이를 위해서는 건전한 양식과 생각을 바탕으로 한 사회적 논의가 또한 뒤따라야 한다.

바이오테크놀로지의 첫 번째 화두는 '유전공학'이다. 유전공학이 본격적으로 시작된 것은 '수퍼 마우스'가 탄생한 1983년으로 지금부터 불과 4반세기도 안 된 일이다. 사람의 유전자를 가진, 그래서 3배나 커진 인공적으로 변형된 생명체가 만들어진 것이다. 이것이 생명체 조작에 대한 첫 신호탄이었다. 이때부터 유전공학을 이용한 각종 의약품과 식량의 대량생산이 가능해졌고 범죄 용의자를 한 올의 흘려진 머리카락으로 찾아내는 일들이 자유자재로 이루어지기 시작하였다. 그리고 오늘날 누구도 유전공학이 최첨단을 향해 달리고 있다는 사실을 부인하지 않게 되었다. 연구 속도는 몇 배나 빨라졌고 심지어는 내일을 예측할 수 없을 정도로 가속화되고 있는 현실이다.

21세기에 들어서면서 유전공학이 올린 최고의 성과는 '인간게놈프로젝트'의 완성이다. 사람의 생명 코드가 그 모습을 모조리 드러낸 것이다. 일부 종교계에서는 게놈프로젝트의 완성이 신에 대한 도전이라 표현하지만 그 말은 곧 자기 자신과 다음 세대를 책임질 소중한 생명관과 윤리의식의 함양이라는 책임감이 우리에게 주어졌다는 뜻으로 해석해도 좋을 것이다. 바이오테크놀로지는 이미 대중화 단계에 들어서고 있다. 생물학, 미생물학, 의학, 임상병리학, 간호학, 식품과학, 컴퓨터공학, 심지어는 법학에 이르기까지 다양한 분야에서 유전공학 기술들을 응용하고 있다. 그렇다면 어지러울 정도로 빨리 발전하는 이 시대에, 그리고 젊은 과학자들의 올바른 가치관이 절실한 이 시점에, 21세기 앞날을 책임진 우리는 과연 무엇을 배워야 하는 것일까? 21세기 생명과학 시대에 걸맞는 사람이 되기 위하여 상식적으로 알아야 할 유전공학 지식은 어떤 것들일까?

바이오테크놀로지의 또 다른 화두는 '생명복제'이다. 복제양 돌리(Dolly)가 탄생하고 죽은 지 벌써 10여년이 지났으며 심지어는 인간복제에 대한 논의로까지 진전되고 있을 정도이다. 사람이 정말 사람에 의해 배양기 안에서 만들어지고 붕어빵 찍어내듯이 대량생산될 수 있을까? 공상과학영화에서나 볼 수 있었던 이야기가 이제는 연일 신문지상에 오르내리면서 우리를 한편으로 경이롭게 하고 그러나 또 한편으로는 섬찟한 느낌을 숨길 수 없게 만들고 있다. 실제로 생명체를 복제하려면 대단히 복잡하고 정교한 작업들이 필요하기 때문에 대량생산의 가능성은 아직 현실적으로 희박하다. 그럼에도 불구하고 '복제'라는 단어가 주는 뉘앙스는 인류의 미래에 대해 불확실하고도 엄청난 공포심을 자아내기에 충분한 것이다. 심지어는 복제인간을 만들어 신체 장기를 사고 파는 미친 행위가 일어날 가능성도 배제할 수 없다.

1980년대 초 어느 대학에서 모임이 있었다. 그때는 유전공학의 수준이 겨우 초창기에 불과하였는데에도 젊은 학자들과 선배 학자들 사이에 대단히 열띤 논쟁이 있었다. 젊은 학자들이 과학의 발달과 인류의 복지를 위해 다소의 위험은 감수해야 한다고 강조하는 반면 나이 지긋한 선배들은 역시 같은 이유 때문에 유전자 조작을 금해야 한다고 주장하던 것이 매우 인상적인 모임이었다. 제 3의 생명체가 만들어져서 실험실 밖으로 흘러나가고 원래 의도와는 상관없이 인류를 오히려 혼란에 빠뜨리게 된다면 그 책임은 누가 감당하느냐는 것이었다. 당시 회의는 뚜렷한 결론없이 끝났지만 다행히도 그 후 오늘날까지 우려했던 위험은 아직 없었고 때문에 바이오테크놀로지는 별다른 제재 없이 빠르게 발전해 올 수 있었다.

그러나 이제는 문제가 당시와 많이 다르다. 그동안 실험실 안에서만 진행되던 유전학의 산물들이 우리생활에서 실용화되기 시작했기 때문이다. 유전적으로 조작된 식품들이 이미 식탁에 오르고 있고 복제된 양이나 소의 고기가 곧 우리 입맛을 좌우할 것이기 때문이다. 생명공학 벤처들이 하루가 다르게 만들어지고 또 유망직종으로 각광받는 것을 보더라도 분명 생명과학은 21세기를 주도할 산업인 것이 틀림없다. 그러나 문제는 이러한 기술이 인간에게도 적용될 수 있다는 가능성이 현실로 나타나고 있기에 우리는 인류의 생존 자체를 놓고 더욱 신중을 기하지 않을 수 없다는 것이다.

이럴 때 가장 중요한 것은 우리 한사람, 한사람의 진실된 양심과 도덕성이다. 어떠한 기술과 이론이라도 빠르게 교류되는 것이 생명과학계의 현실이고 그 대상이 쥐였든지 원숭이였든지 상관없이 일단 성공되었다면 사람에게도 곧 적용될 수 있기 때문이다. 손바닥을 보면 태어나면서부터 안과 밖이 정해져 있지만 어느 쪽으로 뒤집는 가는 주인의 마음에 달려있다. 맛있는 고기를 제공하고 많은 우유를 낼 수 있는 소를 복제하며, 질병과 추위에 강한 벼의 복제품을 이용하여 식량 문제를 해결하고, 멸종해 가는 동물 자원을 보호하는 것은 분명히 바이오테크놀로지가 인류에게 줄 수 있는 최고의 선물일 것이다.

그러나 분명한 것은 이 기술이 조금이라도 잘못 이용될 가능성이 있다면 인류 스스로 자신의 능력을 적절히 조절하고 통제할 수 있어야 한다는 것이다. 이제 바이오테크놀로지는 조그마한 실수를 허용하거나 통제력을 잃은 사람의 광기를 허용하기에는 너무도 발달하고 말았다. 과학의 발달은 지극히 자연적인 것이기에 막을 수도 없고 또한 막아서도 안 될 것이다. 건강하고 밝은 미래가 바로 우리 손에 달려

있기에 지금이야말로 인류 스스로의 현명한 판단이 더욱 절실히 요구되는 시기라 하겠다.

● 생각해 볼 점, 3가지

첫째는 유전공학의 기술과 응용, 한계에 대한 논의이다. 우리는 유전공학이 현재 어느 정도까지 진전되었으며 우리 생활에 얼마만큼 영향을 미치고 있는 지 교재를 통해 논의하면서 조명해 볼 것이다. 그리고 인간 게놈프로젝트란 무엇인지, 왜 그렇게 중요한 프로젝트인지, 이를 통해서 모든 질병의 완치가 신문보도처럼 정말 코앞에 다가와 있는 것인지 등 현실적 문제들을 다루기로 한다.
인간게놈프로젝트 이후 점점 주변 생물들로 게놈프로젝트가 확산되고 있기에 누가 이 유전정보의 주인이며, 총괄 관리를 맡을 것인가 하는 것도 문제이다. 맛있고 영양이 풍부한 식물을 계속 개발하다보니 그것들이 우리 식단을 지배하게 되는 것도 문제이다. 지금은 300,000종이 넘는 식물이 지구상에 있지만 점차 우수한 종만 살아남게 될 것이므로 멀지 않은 장래에 유전적 다양성을 잃어버리고 말 것이다. 이 점은 동물과 인간도 마찬가지이다.
둘째는 생명복제에 대한 개념이다. 자연스럽게 쌍둥이가 태어나는 원리에서부터 인위적인 복제에 이르기까지 다양한 경우들을 교재에서 비교할 것이다. 복제양 돌리가 인간에게 주는 교훈과 특정 종교 집단의 무절제한 복제 시도 및 성급한 보도, 그리고 윤리 문제들을 함께 토의할 것이다. 복제라는 단어가 주는 단순한 섬찟함 보다 왜 복제를 해야 하는지, 또 왜 하지 말아야 하는 지와, 복제에 따르는 사회적 우려는 무엇인지, 인체줄기세포연구에서 체세포배아 복제 실험은 무엇을 의미하는 지 등등 미래 사회를 향한 다양한 질문들을 함께 찾아볼 것이다.

셋째는 생명윤리법 제정에의 어려움, 반드시 포함되어야 할 사항과 인간 존중에의 숭고함, 현재까지의 논의 쟁점들, 이러한 혼란 속에서 우리가 취해야 할 의식 등에 대한 종합적 고찰이다. 윤리란 원래 시공을 초월한 확고한 원칙임에도 불구하고 때로는 시대적 요구에 따라 그 모습을 달리 한다는 점이 흥미롭다. 그리스 · 로마시대에는 원시윤리가 지배적이었고, 문예부흥 시대에는 인본윤리가 대두되었으며, 바이오테크놀로지가 한창인 지금은 생명윤리가 그 주류를 이루고 있다. 게다가 바이오테크놀로지는 인간마저 동물의 범주에서 취급하기 때문에 종교나 철학적 개념에서 볼 때 '생명 권위'에 대한 분명한 도전으로 비출 수도 있다. 이에 대한 해법은 특정 종교의 신념만으로 찾아질 수 있는 것이 아니기 때문에 우리 모두가 진솔하게 의견을 교환하면서 논리적으로 접근해야 할 것이다.

저자 약력

연세대학교 생물학과 졸업

Kent State University 이학박사(생의학 전공)

University of Michigan(Ann Arbor) 연구교수

Duke University, NIH, Singapore 국립대학교 방문교수

Ohio State University 교환교수

현재 계명대학교 생명과학과 명예교수

저 서

생명의기원

분자생물학

암이라고요? 외 다수